Peter Kern

# AMALGAMA

## Il veleno nei denti

La causa nascosta
di molte malattie

EDIZIONI
IL PUNTO
D'INCONTRO

Peter Kern
Amalgama - il veleno nei denti
Titolo originale: *Amalgam - Das schleichende Gift*
Traduzione di Silvia Camatta

Prima edizione originale in lingua tedesca pubblicata nel 2007 da VAK Verlags GmbH
Prima edizione italiana pubblicata nel marzo 2015 da Edizioni Il Punto d'Incontro s.a.s., via Zamenhof 685, 36100 Vicenza, tel. 0444239189, fax 0444239266, www.edizionilpuntodincontro.it
Finito di stampare nel marzo 2015 presso la tipografia CTO, Via Corbetta 9, Vicenza


ISBN 978-88-6820-178-4

Questo libro contiene informazioni sull'amalgama e sulle intossicazioni da metalli pesanti. Le descrizioni e spiegazioni relative ai vari metodi di disintossicazione hanno mero scopo informativo. Non è intenzione dell'autore né tantomeno dell'editore formulare diagnosi o dare suggerimenti terapeutici. In caso di problemi di salute, la consultazione del libro non sostituisce in alcun modo una consulenza o terapia medica.

# Indice

**Parte C**

# Premessa

*"Il male non è l'informazione, semmai la sua assenza".*

— Autore ignoto

Sono quattro le domande che si pone chi sospetta (o ha la certezza) che i suoi problemi di salute siano dovuti all'amalgama:

1) Chi mi dà la garanzia di togliermi le otturazioni in amalgama in modo assolutamente sicuro?
2) Qual è, nel mio caso, il materiale più adatto per sostituire le otturazioni rimosse?
3) Cosa devo fare per disintossicarmi?
4) Come ritrovare salute e vitalità?

Potete anche cercare risposte in internet, nei libri o interrogando diversi terapeuti, ma finirete con l'essere travolti da una mole enorme di consigli e indicazioni terapeutiche non sempre affidabili, col rischio di confondervi ancora di più le idee. E purtroppo devo dire che proprio in merito a un problema come questo, che ha conseguenze gravissime, a volte vengono pubblicizzati metodi che in realtà fanno più male che bene.

Eppure, chi è intossicato da metalli pesanti dovrebbe più di altri avere la certezza che tanto il trattamento odontoiatrico quanto la cura disintossicante e rigeneratrice vengano condotti da un terapeuta scrupoloso, sensibile e competente.

Il naturopata Peter Kern è un grande esperto in questo campo. Grazie al suo libro scoprirete come riconoscere i segnali di una possibile intossicazione, capirete come può manifestarsi e quali sono le misure più efficaci da adottare per guarire. Troverete riassunte e spiegate, con competenza e chiarezza allo stesso tempo, le informazioni principali sull'amalgama e sulle intossicazioni da metalli pesanti. Potrete farvi un'idea su quali metodi siano utili e quali no.

Nel caso doveste sottoporvi a una terapia disintossicante per rigenerare il vostro organismo, come dentista specializzato nella cura olistica dell'intossicazione da amalgama non posso far altro che raccomandarvi di tenere presenti queste informazioni. In fondo, ne va della vostra salute.

Dottor Hartmut Sauer

# Prefazione dell'autore

Questo libro vuole essere una chiara e breve introduzione al tema delle intossicazioni da amalgama e da metalli pesanti. Il mio intento è da un lato aiutare i lettori a capire quali siano i danni generati da queste sostanze, dall'altro suggerire come risolvere o almeno alleviare il problema, sulla base dei metodi di diagnosi e cura che nella mia esperienza hanno dato i risultati migliori. Spero che, con il mio aiuto, riusciate a orientarvi nella fittissima e intricata giungla di teorie contraddittorie elaborate intorno a questo tema dalla medicina convenzionale e dalle medicine alternative. Il tutto, naturalmente, senza pretese di esaustività né di infallibilità.

Il libro si rivolge in modo particolare a chi soffre di disturbi legati all'amalgama o ad altri metalli pesanti, ma anche a chi volesse semplicemente saperne di più. Insomma, non è un trattato scientifico infarcito di rimandi alla letteratura medica specializzata, anzi: ho cercato di ridurre al minimo la descrizione dei processi, talora complicatissimi, che avvengono nel corpo, limitandomi a spiegare quelli davvero indispensabili per la comprensione del contesto generale. Per farlo ho dovuto necessariamente semplificare alcuni concetti. Ma in fondo l'obiettivo principale del mio lavoro non è il rigore scientifico, e dunque chiedo venia ai lettori che non amano le semplificazioni e li invito a consultare la bibliografia di approfondimento alla fine del libro.

Non è per caso che mi sono trovato a occuparmi dell'amalgama, ma per un motivo ben preciso e concreto, ossia l'improvviso e grave peggioramento delle condizioni di salute di mia moglie. Cominciò a soffrire di frequenti infiammazioni addominali, accompagnate da forti dolori; non riusciva a tollerare quasi più nessun alimento, si ammalava facilmente e aveva crisi depressive.

Tentammo varie terapie di medicina convenzionale, ma la sua salute non migliorò, al contrario: a un certo punto fu ricoverata in ospedale, in pericolo di vita. Nessuno sembrava in grado di aiutarci, così mi rimboccai le maniche e mi misi a cercare da solo diagnosi e cure alternative.

Un giorno mi imbattei nella descrizione di un quadro sintomatico che corrispondeva per filo e per segno a quanto stava vivendo mia moglie. Per la prima volta sentii parlare del fatto che il mercurio contenuto nelle otturazioni potesse essere all'origine di molteplici disturbi. Fu come una rivelazione: era quella la strada da seguire, se volevamo trovare una terapia efficace!

Mia moglie adesso è guarita e non ha più nessun disturbo, ma il nostro percorso è stato lungo, difficoltoso, pieno di ostacoli e segnato da esperienze pagate a caro prezzo: un calvario di diagnosi e terapie di ogni tipo, spesso del tutto inutili, che ogni volta ci costavano una fortuna e come unico risultato peggioravano le sue condizioni di salute. La nostra odissea, però, non è stata vana: oggi, come naturopata specializzato nell'intossicazione da amalgama e da metalli pesanti e nel trattamento delle malattie secondarie, utilizzo il ricco bagaglio di conoscenze che ho acquisito per aiutare gli altri. E con questo libro spero di dare una mano anche a voi.

La problematica dell'amalgama e dei metalli pesanti è già stata trattata approfonditamente e con competenza in vari libri, perciò la parte introduttiva sarà abbastanza sintetica. Mi concentrerò invece su un aspetto che in genere nella letteratura scientifica viene trascurato: gli approcci terapeutici alla cura delle malattie secondarie.

In passato purtroppo si pensava che bastasse rimuovere l'amalgama dal corpo per risolvere ogni problema di salute. Ma nella maggior parte dei casi non è così. Le malattie secondarie richiedono spesso trattamenti intensivi e di lunga durata, che possono comportare un impegno molto maggiore rispetto a quello necessario per eliminare l'amalgama. Così ho deciso di dedicare alle patologie derivate e alle relative terapie la seconda e più corposa parte del libro, per dare ai lettori un'idea generale sull'argomento, che spero risulti utile. Ho scelto le malattie che ritengo più rilevanti, basandomi sulla mia personale esperienza di naturopata.

In presenza di un'intossicazione da amalgama e da metalli pesanti, tuttavia, vi chiedo di evitare nella maniera più assoluta due cose, e cioè l'autodiagnosi e l'autoterapia: non improvvisate! I disturbi e le dinamiche in atto sono così complessi che una persona non esperta non ha e non può avere il tempo, i mezzi e gli strumenti necessari per potersi prescrivere da sé una terapia efficace. E sappiate che, senza la collaborazione di un dentista che segua princìpi olistici, non farete comunque molta strada. Se volete guarire da un'intossicazione da metalli pesanti, affidatevi a qualcuno di competente. Questo libro vi insegnerà anche come riconoscere un buon terapeuta.

Riedlingen, giugno 2007
Peter Kern, naturopata

# Prologo

## Una storia di malattia e guarigione

Mia moglie si era accorta ormai da qualche anno che le sue condizioni generali di salute stavano peggiorando. I sintomi più evidenti erano una notevole predisposizione alle infezioni, soprattutto alla gola, al naso e agli orecchi, stanchezza cronica, disturbi della memoria, debolezza, irritabilità e forti stati depressivi con frequenti incubi, bruxismo, tremore della lingua, formicolio alle braccia e alle gambe, minzione dolorosa, caduta di capelli e gonfiore addominale costante.

Pensavamo che questi disturbi fossero dovuti a un eccesso di stress legato al lavoro e agli impegni familiari e speravamo che tutto si sistemasse assumendo vitamine e integratori alimentari. Purtroppo non andò così.

Ogni volta che mia moglie mangiava qualcosa di dolce, acido o caldo, le sue condizioni peggioravano bruscamente. Un giorno le venne un dolore improvviso e fortissimo alla parte sinistra dell'addome. Allora credevamo si trattasse di un nuovo disturbo e l'idea che potesse essere collegato con gli altri problemi non ci sfiorò nemmeno. Consultammo subito il medico, che sulle prime, giustamente, attribuì i sintomi a una diverticolite acuta (un'infiammazione dell'intestino) e prescrisse a mia moglie una cura a base di antibiotici.

All'inizio il dolore diminuì, ma trascorso qualche tempo l'infiammazione ricomparve. Allora ripetemmo la cura: sembrava andare tutto bene, ma poi ci ritrovammo di nuovo al punto di partenza. Dopo due, tre, quattro ricadute, un giorno decidemmo di chiedere al medico se quella storia avrebbe mai avuto fine. Ci rispose che un'altra sua paziente era costretta a ripetere la cura antibiotica ogni mese a causa del continuo ripresentarsi della diverticolite, e anche a mia moglie sarebbe toccata quella sorte.

Col passare dei mesi i disturbi si accentuarono, gli episodi di diarrea si fecero via via più frequenti e i dolori addominali sempre più difficili da tollerare. La situazione si era fatta davvero drammatica. Il nostro medico di famiglia emise un verdetto lapidario: sindrome del colon irritabile, di origine psicosomatica. Non ci demmo per vinti e cambiammo medico, nella speranza che potesse spiegarci quali fossero le vere cause dei disturbi. Fra l'altro mia moglie si sottopose a una colonscopia, dalla quale risultò che in effetti c'erano dei diverticoli. Quindi le fu asportato un polipo, ma per il resto l'esito era negativo.

Poiché i disturbi peggiorarono ulteriormente, su consiglio del nuovo medico decidemmo di far rimuovere per via chirurgica il tratto di colon interessato. Mia moglie dovette prendere antibiotici e fu nutrita per mezzo di flebo, perché non era più in grado di tollerare alimenti solidi.

Quando si svegliò dall'anestesia, il chirurgo ci spiegò che non aveva riscontrato alcuna anomalia nell'intestino e che quindi non aveva potuto fare nulla. Mia moglie fu dimessa nelle stesse condizioni in cui era stata ricoverata e ricominciò ad avere dolori persistenti all'addome. Gli attacchi divennero ancora più violenti e da allora si susseguirono a intervalli sempre più brevi.

Perciò un mese dopo fu fissato un secondo intervento. L'infiammazione si riacutizzò proprio durante i preparativi per l'operazione. A mia moglie furono asportati trenta centimetri di colon, già così infiammato che si evitò l'ano preternaturale solo per un soffio.

Dopo l'operazione, pian piano mia moglie ricominciò ad alimentarsi, ma di colpo assistemmo a un nuovo peggioramento. Non riusciva a mangiare praticamente niente, non sapevamo più cosa fare.

**"Il livello immateriale"**
Al supermercato, a mia moglie veniva la diarrea semplicemente avvicinandosi al frigorifero che conteneva prodotti a base di latte. Vicino agli altri frigoriferi, invece, non le succedeva niente. Dunque il problema non era il freddo, ma l'informazione bioenergetica irradiata nell'ambiente per diversi metri dai prodotti a base di latte. Il corpo di mia moglie rispondeva con una diarrea allergica alla semplice "informazione immateriale: latte".

Un conoscente ci diede il nome di un medico "che di queste cose se ne intende". Ci volevano quattro ore per arrivare da lui, ma la durata del viaggio non ci spaventava: ormai le condizioni di mia moglie erano così preoccupanti che avremmo fatto anche il giro del mondo, pur di trovare qualcuno che ci desse una mano. Presso quel medico venimmo a contatto per la prima volta con la medicina naturale e con diagnosi e metodi di cura alternativi. Risultò che mia moglie aveva diverse allergie alimentari, in particolare al grano e al latte vaccino. Quest'ultima allergia si manifestava già a "livello immateriale".

Dopo qualche giorno ci arrivò a casa un dettagliato referto di laboratorio sugli anticorpi presenti nel suo sangue, le cosiddette immunoglobuline (test delle IgG). Fu uno choc, perché stando a quell'esito mia moglie era allergica a più di sessanta alimenti! Cominciò a evitare i cibi risultati positivi. Ma ci vollero mesi perché si abituasse a una dieta tanto restrittiva. Un po' alla volta, tuttavia, le sue condizioni migliorarono e si stabilizzarono. I dolori addominali, per esempio, erano meno frequenti e meno intensi. Purtroppo il nuovo regime alimentare non ebbe effetti positivi sui disturbi psichici.

Un giorno, mentre proseguivo le mie ricerche consultando

pubblicazioni di ogni tipo, finalmente scoprii le vere cause della malattia di mia moglie: tutti i sintomi che presentava corrispondevano esattamente alla descrizione dell'avvelenamento da mercurio contenuta nel libro *Ciò che i dottori non dicono* di Lynne McTaggart. Dopo quella scoperta, cominciò un affannoso periodo di ricerca di informazioni affidabili sulle fonti di metalli pesanti e sui metodi di disintossicazione dall'amalgama. Ci accorgemmo presto che in questo ambito, come purtroppo in molti altri, le opinioni della medicina convenzionale e quelle della medicina naturale basata sul metodo olistico divergevano profondamente. E capimmo anche qual era stata la proverbiale goccia che aveva fatto traboccare il vaso: qualche tempo prima che cominciassero a manifestarsi quei gravi disturbi, infatti, a mia moglie avevano sostituito tutte le vecchie otturazioni in amalgama con otturazioni nuove, anch'esse in amalgama, senza alcuna misura protettiva. Così lei aveva ingerito una quantità enorme di frammenti di amalgama, mentre altri si erano nascosti nella mucosa orale o nell'osso mascellare; e, soprattutto, aveva inalato vapori di mercurio.

Quella razione massiccia di veleno era davvero troppo per il suo corpo. Già in precedenza, quando lavorava come infermiera, era entrata a contatto con dosi notevoli di mercurio, che all'epoca veniva adoperato senza scrupoli nei disinfettanti. Ed è probabile che il suo organismo ne avesse accumulato una certa quantità fin dalle prime fasi dello sviluppo prenatale, essendo la madre contaminata a sua volta.

Dopo aver raccolto informazioni approfondite e aver riflettuto a lungo sulle varie possibilità, ci decidemmo per una cura odontoiatrica che prevedesse l'utilizzo di materiali completamente privi di metalli, in modo da scongiurare il rischio di ricadute. Tutte le otturazioni in amalgama furono tolte adottando opportune precauzioni, e tramite un intervento le schegge di amalgama vennero rimosse dalla mucosa orale e dall'osso mascellare. Furono usati solo inserti, capsule e ponti in ossido di zirconio, un particolare tipo di ceramica che in mia moglie non provocava reazioni.

Eliminato l'amalgama, sembrò che finalmente le cose avessero preso la piega giusta. Ma la nostra gioia non durò che qualche giorno, dopodiché la tendenza si invertì di nuovo. Rassicurai mia moglie: quel miglioramento era stato un assaggio del benessere che avremmo conquistato, una volta compiuti insieme tutti i passi necessari per purificare il suo organismo.

**Ma la nostra gioia non durò che qualche giorno...**
È un fenomeno che si manifesta in circa un terzo dei casi e dimostra quanto complessi siano i problemi causati dal continuo rilascio di metalli pesanti dalle otturazioni in amalgama. All'inizio l'organismo, accortosi che l'amalgama è stato rimosso, tira una sorta di sospiro di sollievo e manda un primo segnale che annuncia la guarigione. Il fatto che il miglioramento sia passeggero dimostra per così dire che il corpo, intravisto l'esito positivo, ha deciso di fare marcia indietro per affrontare e risolvere alla radice tutti i problemi.

A quel punto cominciò la seconda parte del nostro cammino, non meno difficile della ricerca delle cause. Quali metodi di disintossicazione usare per rimuovere efficacemente l'amalgama assimilato e immagazzinato dal corpo per anni e anni? Come gestire le innumerevoli allergie alimentari? Mia moglie avrebbe recuperato del tutto? Come poteva rigenerarsi il suo corpo?

Grazie alla mia professione di naturopata, avevamo molti amici e colleghi con cui discutere di questi temi. Confrontandoci con loro, e basandoci anche sulle numerose ricerche compiute per conto nostro, capimmo che non c'era niente di strano se all'inizio del processo di disintossicazione si presentava un peggioramento dei sintomi, e in effetti fu quello che accadde: mia moglie, fra l'altro, sviluppò ben presto un'allergia contro

**Tolleranza al mercurio**
Poiché la tolleranza al mercurio di mia moglie è praticamente pari a zero, data la malattia che ha avuto, quando serve facciamo ricorso a una versione rapida della cura disintossicante (dopo aver svolto i test per verificare la presenza di mercurio e altri valori empirici personali). Con il tempo, gli intervalli fra i trattamenti si sono allungati sempre più, anche se a volte capita che si riducano di nuovo, se per qualche motivo c'è un'esposizione al mercurio (per esempio se si scopre una scheggia di amalgama rimasta nella mandibola o in casi simili).

le sostanze che avrebbero dovuto facilitare l'espulsione del mercurio (alga Chlorella, vedi p. 20). Allora, sempre grazie alla consulenza e all'aiuto di amici esperti, cominciammo a testare ogni singolo metodo, finché non trovammo la sua personale cura disintossicante. Facemmo verificare i valori di mercurio nel sangue da un laboratorio di analisi esterno, in modo da documentare il progredire della disintossicazione. Dopo tre anni il livello di mercurio nel sangue di mia moglie corrispondeva nuovamente a quello di un adulto sano.

Dopo anni di cure, la salute di mia moglie migliorò decisamente. La maggior parte dei disturbi si attenuò, le crisi comparvero sempre meno spesso. Ma in realtà il traguardo della completa guarigione era ancora lontano: mia moglie era costretta a evitare con cura molti alimenti, e questo condizionava pesantemente la sua vita di tutti i giorni.

Conclusa la fase di disintossicazione, potei cominciare con la terapia allergologica, adoperando la biorisonanza. Sapevamo bene quanto fosse importante, anzi necessario per l'esito favorevole della cura, che la disintossicazione fosse totale e condotta con il massimo impegno. E così era stato: infatti riuscimmo presto a sconfiggere la maggior parte delle allergie alimentari, anche se quelle al grano e al latte vaccino ci diedero del filo da torcere.

Quando, dopo l'ultimo test, dissi a mia moglie che poteva

ricominciare a mangiare prodotti a base di grano e latticini, non credeva alle suoe orecchie. Aveva paura, temeva di star male per giorni. Allora provò con piccole quantità, e in effetti riusciva a tollerarle.

Riuscite a immaginare cosa volesse dire per lei ricominciare a mangiare tutto quello che voleva, senza dover più soffrire di crisi depressive, diarrea, dolori, senza più nessun problema? Le sembrava un miracolo! Dopo anni e anni di sofferenze, aveva ritrovato la salute. Siamo infinitamente grati per come è andata, e felici che questa condizione duri tuttora!

Una certa sensibilità però le è rimasta: non tollera i prodotti industriali. Ma ne siamo contenti, perché in realtà questa non è che un'ulteriore dimostrazione di quanto male facciano. Dovremmo tutti, nei limiti del possibile, adottare un'alimentazione genuina e naturale, senza additivi e conservanti: il corpo ci ringrazierà!

*"Se qualcuno crede che milioni di persone possano tenersi in bocca otturazioni in amalgama per tutta la vita senza pagarne le conseguenze, si sbaglia di grosso! La realtà è che non conosciamo abbastanza i danni che esse provocano".*

— Professor L. Altmann, Università di Vienna

# A

PARTE A

# LA PROBLEMATICA DELL'AMALGAMA E DEI METALLI PESANTI

# 1 Che cos'è l'amalgama?

Facile, direte voi, lo abbiamo letto poco fa: l'amalgama è quella sostanza che molti hanno in bocca, nelle otturazioni dentali. Be', non è proprio così. "Amalgama" è un termine generico con cui si definiscono tutte le miscele, o meglio le leghe di mercurio e altri metalli. Nel processo di produzione dell'amalgama, al mercurio liquido si aggiungono altri metalli in polvere, a formare un composto omogeneo. Ma esistono vari tipi di amalgama, molto diversi l'uno dall'altro a seconda della composizione e dei metalli adoperati. In genere è difficile separare di nuovo i componenti delle leghe, per cui in passato si riteneva che anche in bocca l'amalgama rimanesse stabile. Nelle prossime pagine vedremo, analizzando la questione in dettaglio, che purtroppo quella convinzione era errata.

Per semplicità, nel libro adopereremo il termine "amalgama" come si usa nel linguaggio di tutti i giorni, cioè in riferimento al materiale che un numero incredibile di persone continua a portarsi appresso nelle otturazioni.

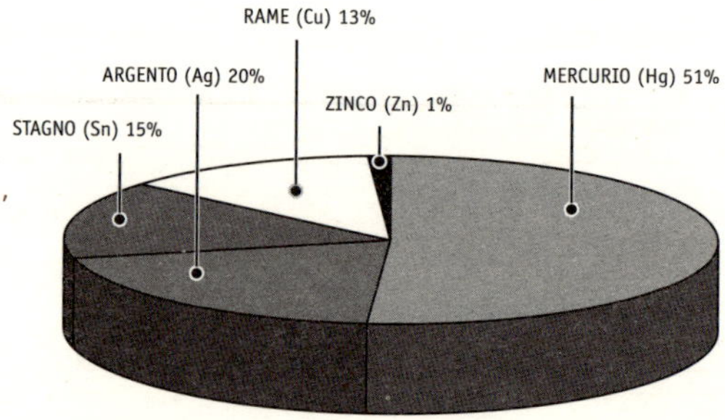


Componenti dell'amalgama adoperato nelle otturazioni

Per le otturazioni dentali si usa soprattutto l'amalgama d'argento, che però oltre al mercurio e all'argento può contenere anche altri materiali, per lo più stagno, rame e zinco. Ma si possono trovare pure tracce di nichel e cadmio. Questa lega offre due vantaggi fondamentali: primo, è relativamente economica; secondo, è molto duttile. Per la facilità con cui si può plasmare, ricorda un po' il pongo con cui giocano i bambini. Si adatta perfettamente alle cavità dei denti. Una volta posizionato, nel giro di mezz'ora si indurisce e intanto si espande un po', in modo da sigillare il dente alla perfezione.

Il componente principale dell'amalgama è sempre il mercurio, ed è per questa ragione che ci occuperemo soprattutto di questo metallo pesante e degli effetti tossici che produce nel corpo. Non possiamo, però, trascurare gli altri elementi, anch'essi dannosi per la salute. Un'otturazione in amalgama contiene in media 2,5 grammi di mercurio, le altre sostanze sono presenti in quantità minori.

## E che cos'è il mercurio?

Il mercurio può presentarsi in diverse forme: elementare (o metallico), organico, inorganico.

### Hg o $Hg^0$

Questo è il simbolo usato in chimica per il mercurio elementare, puro. È un metallo pesante, nonché l'elemento non radioattivo più tossico che esista sulla Terra! Il suo punto di fusione è di -38,38°C, quindi a temperatura ambiente è liquido. Tuttavia ha una forte tendenza a evaporare, cioè a passare alla forma gassosa.

In forma di gas, il mercurio è inodore e insapore, perciò nessuno si accorge se sta inalando vapori tossici. Ancora più

**I nomi del mercurio**
Il simbolo chimico "Hg" è l'abbreviazione di *Hydrargyrum*, composto latino che deriva dal greco e significa "argento liquido". Curiosamente, l'Europa occidentale sembra dividersi in due gruppi a seconda del nome: mentre nella maggior parte delle lingue il vocabolo adoperato deriva dal latino medievale *mercurius*, con un riferimento al pianeta Mercurio che, secondo gli alchimisti, era legato a questo metallo (in inglese si dice *mercury*, in francese *mercure*, in spagnolo *mercurio* e in portoghese *mercúrio*), in tedesco si chiama *Quecksilber* ("argento vivo"), e nei paesi scandinavi ha nomi simili, derivati da un termine germanico che, a sua volta, era un prestito dal latino *argentum vivum*.

grave è il fatto che, allo stato gassoso, il mercurio riesce a penetrare ovunque: nella pelle, nel tessuto connettivo, nei muscoli e persino nelle ossa, e non c'è niente che possa fermarlo. Una volta arrivato nel sangue, può superare persino la cosiddetta barriera ematoencefalica, che normalmente dovrebbe purificare dalle sostanze tossiche il sangue che arriva al cervello. In parole povere: purtroppo il nostro organismo, da solo, non è in grado di proteggersi.

Nel corpo, il mercurio elementare si immagazzina nel tessuto adiposo o nel tessuto nervoso (anche nel cervello). E può succedere che l'organismo stesso lo trasformi in ioni di mercurio o in composti organici (vedi sotto).

## $Hg^{+}$ e $Hg^{2+}$

Si tratta di forme di mercurio ionizzato. Anch'esse sono altamente tossiche, in quanto idrosolubili e quindi in grado di muoversi liberamente nel nostro corpo. Derivano dalla ionizzazione del mercurio elementare ($Hg^{0}$).

In forma pura, $Hg^{+}$ o $Hg^{2+}$ si trova nei sali di mercurio, legato a ioni negativi (come il cloruro) fortemente irritanti e tossici. Appena entrano a contatto con l'acqua, i sali si sciolgono e gli ioni sono liberi di "andare a spasso" nel liquido. Succede per esempio quando i sali incontrano le mucose della bocca, del naso, della faringe o dei polmoni. Le mucose sono sempre acquose e i sali si sciolgono, così il mercurio continua ad avanzare indisturbato. Ma è sufficiente anche il semplice sudore sulla pelle.

> **Ioni e ionizzazione**
> Uno ione è un atomo o una molecola con una carica elettrica positiva o negativa. Gli ioni derivano da reazioni chimiche o elettrochimiche durante le quali un atomo o una molecola perdono o acquistano una particella caricata negativamente, cioè un elettrone. Nel primo caso, se la perdono, quello che rimane è uno ione positivo. L'atomo o la molecola che acquista l'elettrone, invece, diventa uno ione caricato negativamente. In realtà si possono perdere o acquistare anche più elettroni, e gli ioni che ne derivano avranno quindi una o più cariche positive o negative. Nel mondo scientifico, questi ioni vengono indicati con gli apici $^{+}$ o $^{2+}$ eccetera.
> L'atomo di mercurio tende spesso a perdere uno o due elettroni, quindi è molto reattivo.

## Metilmercurio (formula chimica $CH_3Hg^+$)

Questo composto può essere generato dai batteri presenti nel tratto intestinale. Abbiamo a che fare con un altro ione, che però oltre al mercurio contiene carbonio e idrogeno e ha una carica positiva. Se si lega a uno ione negativo (per esempio al cloruro) forma dei sali. Si tratta sempre di composti di mercurio organico ad alta tossicità, in parte facilmente liposolubili. Quindi possono diffondersi e immagazzinarsi nel tessuto nervoso e adiposo, superare la barriera ematoencefalica e arrivare tranquillamente fino al cervello.

## Dimetilmercurio (formula chimica $C_2H_6Hg$)

Anche questo è un composto organico formato da mercurio, carbonio e idrogeno, ma non si presenta in forma ionica. Il dimetilmercurio è un liquido che evapora molto in fretta, estremamente tossico sia allo stato liquido sia come vapore. È una neurotossina molto potente e facilmente liposolubile, che può superare senza problemi la barriera emato-encefalica. Viene eliminato dal corpo con estrema lentezza, quindi tende a formare accumuli. 0,1 millilitri di sostanza pura sulla pelle, cioè una goccia minuscola, bastano a uccidere una persona in tempi rapidi, e non esiste alcun antidoto efficace. I guanti in lattice, PVC e neoprene non offrono una protezione sufficiente.

**Una storia tragica**
**Nemico numero uno: il mercurio**

Karen Wetterhahn era nata nel 1949 e insegnava al Dartmouth College di Hanover (New Hampshire, Stati Uniti), dove aveva avviato un progetto per studiare la tossicità dei metalli. Le sue ricerche si concentravano soprattutto sugli effetti cancerogeni di varie sostanze. Il 14 agosto 1996 ebbe un incidente sul lavoro: qualche goccia di dimetilmercurio le finì sulle mani. Indossava dei guanti e all'epoca si pensava che offrissero una protezione adeguata dalle sostanze tossiche, quindi non si preoccupò più di tanto. Senza che se ne rendesse conto, il veleno penetrò attraverso i guanti e mediante la pelle fu assorbito dal corpo. Qualche mese dopo la studiosa cominciò ad avere capogiri e dolori alla testa. Nel suo sangue fu trovata una quantità di mercurio pari a otto volte la dose letale. Nonostante il tentativo di sottoporsi a una terapia, Karen Wetterhahn morì l'8 giugno 1997 per le conseguenze dell'intossicazione da dimetilmercurio.

# 2 L'amalgama: storia, ricerca, politica

Come materiale odontoiatrico, l'amalgama ha cominciato a essere adoperato in quantità significative, nelle sue numerose versioni, a partire dal 1826. Il primo a utilizzarlo fu Auguste Taveau a Parigi, seguito nel 1831 dai "fratelli Crawcour", Edward e Moses, sempre in Francia; poi si diffuse negli Stati Uniti. Fin da subito le opinioni furono contrastanti, perché già a quei tempi qualcuno gli attribuiva intossicazioni, gengiviti e altri disturbi.

All'inizio, comunque, il numero di persone con otturazioni in amalgama era relativamente ridotto, perché a consumare cibi ricchi di zucchero e prodotti a base di farine raffinate, cioè un'alimentazione che favorisce la carie, era solo una minoranza di benestanti che poi potevano anche permettersi di otturare, anziché togliere, i denti danneggiati. La gran parte della popolazione, invece, raramente soffriva di carie. Nel caso, i denti deteriorati e doloranti venivano levati senza tanti scrupoli.

Purtroppo, quando si parla di amalgama spesso si trascurano due fattori fondamentali, che spiegano come mai per anni sia stato il materiale in assoluto più diffuso per le otturazioni.

- Per prima cosa, le nuove abitudini alimentari introdotte all'inizio del XX secolo produssero un aumento significativo dei casi di carie. Lo zucchero raffinato e la farina bianca danneggiarono i denti di vaste fasce della popolazione.

Quindi fu necessario trovare un materiale per le otturazioni abbastanza economico e facile da usare. Condizioni, queste, che l'amalgama era perfettamente in grado di soddisfare. Se oggi tornassimo a un'alimentazione priva di cibi raffinati e trasformati, risolveremmo il problema alla radice: prevenendo la carie, non avremmo nemmeno più bisogno di curarla!

- Inoltre, fino all'inizio degli anni Ottanta del secolo scorso i pazienti non avevano molte alternative rispetto alle otturazioni in amalgama: gli inserti in oro erano troppo costosi e dunque improponibili per la maggior parte delle persone, mentre le resine, i compositi e soprattutto la ceramica erano ancora sconosciuti, o comunque adoperati pochissimo. Così per decenni l'amalgama mantenne, potremmo dire, una posizione di "monopolio" incontrastato, con la conseguenza che ancora oggi moltissime persone se lo ritrovano in bocca.

Da quando si è cominciato a usare l'amalgama come materiale odontoiatrico, e fino ai giorni nostri, ci sono state e continuano a esserci voci critiche che mettono in guardia dai rischi che ne derivano. Durante la Seconda guerra mondiale e negli anni del boom economico, tuttavia, quasi nessuno si pronunciò contro l'amalgama. È stato solo con le varie catastrofi ambientali legate ai metalli pesanti, che hanno causato migliaia di malattie e morti per intossicazione, che a poco a poco il problema dell'amalgama e dei metalli pesanti è riaffiorato alla coscienza dell'opinione pubblica.

L'ex URSS proibì l'amalgama già nel 1975, mentre altri stati prendevano provvedimenti e adottavano discipline che ne ridussero l'utilizzo.

Le autorità sanitarie svedesi sconsigliano di usare otturazioni in amalgama fin dal 1995. Dal 1999 la sanità pubblica non le paga nemmeno più, e le spese per la loro rimozione devono essere sostenute dalle assicurazioni private. Ufficialmente, comunque, il governo svedese affermò di aver approvato queste misure non perché riconoscesse pericoli per la salute a causa dell'amalgama, ma solo per motivi ecologici. Il divieto definitivo è arrivato nel 2009. In Finlandia, i ministeri dell'ambiente e della salute hanno deciso di limitare fortemente l'uso dell'amalgama come materiale odontoiatrico. La Norvegia e la Danimarca lo hanno vietato nel 2008.

**Catastrofi ambientali e metalli pesanti**

**1956-1963:** malattia di Minamata dovuta al metilmercurio a Minamata, Giappone

**1950:** sindrome Itai-Itai dovuta al cadmio nella prefettura di Toyama, Giappone

**dagli anni Settanta:** tumori e danni all'ambiente dopo che per anni le industrie di Porto Marghera hanno riversato nella laguna di Venezia metalli pesanti e altre sostanze tossiche

Non tutti i paesi hanno seguito questi esempi, ma va riconosciuto che in Europa, per fortuna, l'amalgama viene adoperato sempre meno. Anche negli Stati Uniti ci si è convinti da tempo che questa sostanza non sia innocua, e dal 18 febbraio 1993 negli studi dentistici della California devono essere appesi cartelli che avvertono i pazienti:

> *"Attenzione! In questo studio si utilizzano materiali che contengono e rilasciano mercurio. Secondo le informazioni in possesso del governo della California, questa sostanza causa traumi da parto e altri disturbi riproduttivi".*

Brochure con avvisi simili vengono distribuite nel Maine e in Connecticut. Anche in Canada e Giappone si raccomanda di limitare l'uso dell'amalgama.

La resistenza contro l'amalgama cresce, e ormai da tempo i grandi produttori ne hanno sospeso la fabbricazione. Nel dicembre 1993 la Degussa AG, un'importante azienda tedesca leader nel settore, fu costretta a cessare l'attività, seguita a ruota da molte altre.

Tuttavia, a livello ufficiale, in molti casi si continua a temporeggiare, benché ormai esistano numerose evidenze scientifiche sulla tossicità delle otturazioni in amalgama.

A tal proposito va ricordato in particolare il lavoro pionieristico del dottor Fritz M. Lorscheider, dell'università di Calgary in Canada: nel 1997 riuscì a dimostrare che anche minuscole quantità di mercurio danneggiano le cellule nervose, registrando i suoi esperimenti in un filmato.

Un altro passo importante nella stessa direzione è stata la perizia preparata dal professor Otto Wassermann, da M. Weitz e dal professor Carsten Alsen-Hinrichs, con la collaborazione della dottoressa Sybille May dell'Istituto di tossicologia della clinica universitaria di Kiel (Christian-Albrechts-Universität). La perizia è stata prodotta nel 1997 nel corso delle indagini svolte da un pubblico ministero di Francoforte sul Meno contro vari produttori di amalgama. Così recitava il documento:

> *"È evidente che dall'amalgama deriva un rischio non trascurabile per la salute delle persone. Questo materiale può causare disturbi in una percentuale considerevole di individui con otturazioni che lo contengono".*

In una pubblicazione scientifica datata 12 maggio 2006 i medici dell'Istituto di igiene ambientale e ospedaliera dell'università di Friburgo, sotto la guida del professor Franz Dascher, sostenevano che il mercurio poteva provocare disturbi dello sviluppo e autismo infantile. I ricercatori scoprirono in particolare che un grosso fattore di rischio è rappresentato dalla contaminazione della madre in gravidanza.

In un altro documento, pubblicato nel 2005 e aggiornato nel 2006, fu dimostrato che le otturazioni in amalgama sono una delle principali fonti di contaminazione da mercurio. Dagli studi condotti sui cadaveri è risultato che le persone con otturazioni in amalgama avevano quantità di mercurio fino a dieci volte più alte della media in varie parti del corpo: reni, tiroide, fegato e cervello. E anche i tassi di suicidio sono notevolmente più elevati in chi è contaminato.

Molti studi, inoltre, hanno dimostrato che l'amalgama ha un'influenza negativa sulla salute anche se i valori sono entro i limiti di tolleranza stabiliti per il mercurio. Fra l'altro, come prova un'ulteriore ricerca dell'équipe di Friburgo, nelle persone predisposte può favorire l'insorgere dell'Alzheimer. Gli esperti sono giunti alla conclusione che l'amalgama

> *"non può essere considerato un materiale odontoiatrico sicuro né a livello medico, né dal punto di vista della medicina del lavoro, né tantomeno sul piano ecologico".*

Grazie anche ai lavori dei ricercatori di Friburgo, il Parlamento Europeo ha deciso di ridurre drasticamente l'impiego dell'amalgama nell'Unione. Il 14 marzo 2006 ha stabilito di limitare l'uso e l'export di mercurio, inoltre ha previsto misure più severe per lo smaltimento del materiale. Le decisioni più importanti sono consultabili online (v. parte C), ma ne ricordiamo alcune.

- Limitazione dell'impiego di amalgama a partire dal 2007.
- Vigilanza più severa sull'emissione di mercurio dai crematori, riconducibile fondamentalmente all'amalgama.
- Accertamenti sull'utilizzo di mercurio nei vaccini, con l'obiettivo di cessarne l'impiego come additivo.
- Divieto di esportazione del mercurio dall'Unione Europea a

partire dal 2010.

- Limiti vincolanti per le emissioni di mercurio.
- Cessazione dell'utilizzo di mercurio nei processi chimico-industriali cloro-soda.
- Disposizioni di legge per assicurare lo stoccaggio sicuro del metallo e partecipazione finanziaria delle industrie ai costi che ne derivano.

E in Italia? Il 10 ottobre 2001 il Ministero della Salute ha emanato un decreto dal titolo: "Divieto di utilizzazione e immissione in commercio, sul territorio italiano di amalgami dentali non preparati sotto forma di capsule predosate e precauzioni ed avvertenze da riferire nelle istruzioni per l'uso degli amalgami dentali posti in commercio in Italia". Più di recente, in particolare nelle *Raccomandazioni cliniche in odontostomatologia* pubblicate nel gennaio 2014, la ministra Beatrice Lorenzin ha stabilito che, nei settori posteriori, "l'amalgama continua ad essere un materiale affidabile e sicuro, anche se è buona norma evitarne l'uso nelle donne in gravidanza e negli individui in età evolutiva" (il documento è consultabile per intero a questo link: http://www.salute.gov.it/imgs/C_17_pubblicazioni_2128_allegato.pdf).

# 3 Altri materiali dentali che possono risultare problematici

Gli studi e i dati sui possibili rischi per la salute si riferiscono quasi sempre ai vari elementi considerati singolarmente, quindi si sa ancora poco di cosa succeda nel corpo quando assimila più sostanze pericolose insieme. La domanda ancora aperta è se queste si ostacolino oppure si rafforzino a vicenda nella loro azione dannosa.

**Chiedete al vostro dentista!**
Se conoscete il nome del prodotto adoperato per le vostre otturazioni, potete anche scoprirne l'esatta composizione rivolgendovi al dentista, o direttamente al produttore, oppure facendo una ricerca mirata su internet.

Stando alla mia esperienza, nella maggior parte dei casi purtroppo si assiste a un notevole accentuarsi degli effetti negativi. O si sommano, come in una normale addizione, oppure si potenziano, cioè aumentano di intensità.

Quando ci si occupa delle intossicazioni da amalgama e da metalli pesanti e delle loro conseguenze per la salute, quindi, è bene prendere in considerazione anche tutti gli altri elementi tossici.

## Ferro

Benché il ferro sia un microelemento importante per l'uomo, se assunto in quantità esagerate può risultare tossico. Va detto che di rado viene adoperato come componente delle leghe dentali, e comunque solo in dosi minime. Una persona sana, poi, riesce tranquillamente a eliminare la quantità in eccesso. Ma se, senza rendercene conto, assumiamo troppi preparati a base di ferro, può verificarsi un'intossicazione. Agli adulti non succede spesso, mentre nei bambini questi casi sono più frequenti e molto più pericolosi. Per un bambino di dieci chili, in determinate circostanze possono risultare letali anche solo cinque compresse a base di ferro. I sintomi di un'intossicazione acuta si presentano da mezz'ora a due ore dopo l'assunzione della sostanza e sono: vomito violento, forti dolori allo stomaco e diarrea. La perdita consistente di liquidi può provocare uno choc, anche con esito mortale. Se si assume troppo ferro per un lungo periodo, si può arrivare a una malattia da immagazzinamento che colpisce il fegato, la siderosi, e a danni organici. Quindi i preparati a base di ferro sono raccomandati solo ed esclusivamente in caso di carenza accertata. Talvolta l'eccesso di ferro può portare anche a malattie come il Parkinson o l'Alzheimer.

### Gallio

Il gallio è piuttosto raro nelle leghe e, tolto l'amalgama, in genere non abbiamo occasione di entrare a contatto con questo materiale. Solo in minima parte viene assimilato dal tratto digerente e si accumula soprattutto nella milza, nel fegato e nel midollo osseo. In caso di intossicazione acuta, il gallio danneggia i reni, mentre un'esposizione cronica è nociva per i nervi e le mucose degli organi digestivi.

### Oro

Data la sua resistenza alla corrosione e le qualità estetiche, in passato l'oro veniva adoperato spesso in odontoiatria come materiale sostitutivo o di riempimento. Ma ha alcuni effetti collaterali: può generare reazioni allergiche e, in caso di utilizzo non appropriato, danni al fegato, al sangue e ai reni. Spesso favorisce la nascita di batteri in bocca (vedi p. 43). Molto dannosi, inoltre, possono essere gli effetti dei composti dell'oro, fra cui ricordiamo il cianuro d'oro, incolore, e l'acido cloroaurico, di colore giallo limone. Quest'ultimo, in particolare, a volte viene usato nei test allergici (test epicutaneo o patch test, vedi p. 60).

### Indio

L'indio viene adoperato raramente in odontoiatria, e in genere non ci sono altre occasioni per entrare a contatto con questo elemento. I polmoni e il tratto digerente lo assorbono solo in minima quantità. Nel corpo si immagazzina dunque nel fegato, nella milza e nelle ossa. Un'intossicazione acuta da indio può provocare compromissioni renali, mentre l'esposizione cronica può essere la causa di emorragie interne, paralisi, spasmi, danni a fegato, reni e polmoni. Si sospetta che l'indio possa provocare malformazioni embrionali.

### Iridio

Come l'indio, anche l'iridio viene usato raramente nei materiali dentali, e in genere non ci sono altre occasioni per entrare a contatto con questo elemento. Essendo stabile, l'iridio metallico è atossico, tuttavia è possibile che dia origine ad allergie. I composti dell'iridio, in particolare il fluoruro di iridio, vanno classificati come tossici.

### Rame

Il rame è un microelemento fondamentale per la vita. Il fabbisogno quotidiano di una persona adulta è di circa due milligrammi. Il rame è usato spessissimo come componente delle otturazioni. Lo si ritrova poi in alcune tubature, che possono rilasciare composti di rame nell'acqua che beviamo. Rispetto ad altri metalli pesanti, comunque, è relativamente poco tossico per l'uomo. Tuttavia esiste una patologia caratterizzata dall'accumulo di rame, la malattia di Wilson, che provoca danni soprattutto ai reni. Chi ne soffre deve evitare assolutamente l'utilizzo di questo metallo nelle otturazioni.

### Manganese

Rispetto a molti altri metalli pesanti, il manganese dà pochi problemi. Anche la maggior parte dei composti di manganese ha una tossicità minima, e di fatto finora non si sono mai registrati casi di intossicazione dovuti all'assunzione orale di simili composti. Invece, assorbire costantemente manganese in polvere, quindi attraverso le vie respiratorie, ha effetti tossici e porta al manganismo, malattia che colpiva soprattutto i minatori e gli operai delle fabbriche di batterie. In genere si manifesta con disturbi motori che ricordano il morbo di Parkinson, ma sono stati descritti anche cambiamenti strutturali del carattere e disturbi psicotici.

### Palladio

Dal 1986 il palladio viene adoperato abbondantemente come materiale dentale nelle cosiddette leghe d'oro economiche. Un'altra fonte di contaminazione possono essere le marmitte catalitiche, in cui è usato come sostituto del platino. Il palladio viene assorbito in piccole quantità dal tratto digerente. Si immagazzina nei reni, nella milza, nel fegato, nei polmoni e nelle ossa. L'esposizione cronica al palladio può provocare allergie, dermatiti, alterazioni delle mucose, calo ponderale, broncospasmi, crampi, debolezza, astenia, inerzia, escrezione urinaria di proteine e aritmie cardiache. Si sospetta inoltre che sia cancerogeno.

### Platino

Il platino viene usato con frequenza in ambito dentistico, anche per gli impianti. In genere non è dannoso per la salute. In caso di sensibilizzazione, tuttavia, può dare irritazioni agli occhi, raffreddori allergici, congiuntiviti, esantemi, allergie da contatto e asma. I composti del platino sono altamente tossici. Si adoperano nelle raffinerie di platino, negli impianti galvanici e nei laboratori di gioielleria, oltre che negli elettrodi e nei catalizzatori per l'industria e le auto. Per fortuna non si usano in odontoiatria. Alcuni, però, vengono utilizzati nella chemioterapia.

### Renio

Il renio viene usato raramente nei materiali dentali, e in genere non ci sono altre occasioni per entrare a contatto con questo elemento. È considerato poco tossico, ma solo perché non si sa esattamente quali effetti possa produrre a livello biologico nell'organismo umano, dato che le ricerche in merito sono ancora troppo limitate.

### Rodio

Il rodio è utilizzato come additivo nelle leghe di platino e palladio, oltre che nella produzione di marmitte catalitiche per le auto. Viene assorbito soprattutto dai polmoni e dal tratto digerente, ma solo in minime quantità. Si immagazzina nel fegato e nei reni. L'esposizione acuta o cronica al rodio può portare a irritazioni della pelle. I composti del rodio derivati dalle reazioni catalitiche devono essere considerati corrosivi, altamente tossici e cancerogeni.

### Rutenio

Il rutenio viene adoperato raramente come materiale dentale, e in genere non ci sono altre occasioni per entrare a contatto con questo elemento, che non ha alcuna funzione biologica. Provoca chiazze cutanee e si accumula nelle ossa, infatti è un calcio-antagonista. Può essere cancerogeno.

## Argento

L'argento si adopera spesso nei materiali dentali. Insieme al rame conferisce durezza e solidità alle leghe d'oro per fusione. Anche le leghe di palladio possono contenere argento. I composti dell'argento vengono usati come disinfettanti e nella medicazione chirurgica. Gli ioni d'argento, infatti, possono bloccare o addirittura uccidere gli agenti patogeni sensibili all'argento. Oltre all'argiria, caratterizzata da chiazze irreversibili di color ardesia sulla pelle e sulle mucose, gli accumuli di ioni d'argento nel corpo possono provocare spiacevoli disturbi della sensibilità, disturbi del senso gustativo, sensibilità agli odori, opacità del cristallino e crisi convulsive.

## Tantalio

Il tantalio viene adoperato raramente come materiale dentale, e in genere non ci sono altre occasioni per entrare a contatto con questo elemento. È assorbito dal tratto digerente e si immagazzina prevalentemente nel fegato, nelle ossa e nei reni. Il tantalio elementare e i suoi composti non sono tossici, o comunque solo in misura minima. Un'esposizione cronica può causare mal di testa, congiuntiviti ed esantemi. Qualche indizio fa pensare a un possibile effetto cancerogeno di alcuni composti del tantalio.

## Titanio

Il titanio viene adoperato spesso in medicina, nella iatrotecnica e in odontoiatria, perché ha una buona resistenza alla corrosione. Finora si dava per scontato che nel corpo fosse inerte, cioè che non reagisse. Le ricerche più recenti dimostrano però che non è così: la corrosione e altri fenomeni provocano il rilascio di ioni di titanio dagli impianti, e questi ioni possono danneggiare il metabolismo osseo e portare ad allergie. Vari studi scientifici hanno confermato la presenza di titanio nelle ossa e nei linfonodi vicini all'impianto.

## Zinco

Lo zinco viene adoperato molto spesso in odontoiatria. È uno dei microelementi fondamentali, e nel corpo umano svolge molte funzioni importanti. Secondo l'Organizzazione Mondiale della Sanità, il fabbisogno giornaliero in un adulto è di circa ventidue milligrammi, quantità che non può essere raggiunta attraverso il rilascio dai materiali dentali: a quanto pare, quindi, è da escludere che dall'utilizzo dello zinco derivino conseguenze dannose per la salute. Se si preparano o si conservano alimenti acidi in contenitori zincati, però, possono formarsi sali di zinco tossici, che causano vomito e corrosione delle mucose.

## Stagno

Lo stagno viene usato molto spesso nelle otturazioni. Si trova anche negli alimenti conservati, per l'appunto, in piatti o contenitori di stagno. Lo stagno metallico non è tossico, nemmeno in grandi quantità. L'effetto tossico dei composti semplici dello stagno è minimo. Alcuni composti organici dello stagno, che possono essere generati dai batteri intestinali, sono invece altamente tossici. Le conseguenze sono soprattutto: iperattività, insonnia, crisi epilettiche, perdita di appetito, cefalee e affezioni cerebrali.

## Bioleghe (anche contenenti oro)

Per la loro composizione, le bioleghe dovrebbero risultare più facili da tollerare dell'amalgama. Ci sono per esempio leghe prive di rame e palladio, leghe ad alto contenuto di oro o leghe di cobalto-cromo-molibdeno, prive di metalli nobili. Ma attenzione: "biolega" non è una denominazione certificata. La presenza di questa dicitura, cioè, non garantisce al paziente che questi materiali siano ben tollerati. Inoltre, la tollerabilità individuale non si può mai conoscere a priori e non coinciderà per forza con le esperienze del produttore. In sostanza, è sempre meglio evitare di avere in bocca materiali che contengono metalli.

# 4 I metalli pesanti nel corpo

Il mercurio e gli altri metalli pesanti vengono rilasciati dalle otturazioni in amalgama in vario modo.

## Penetrazione diretta nella sostanza dentale o nella gengiva

Il mercurio elementare può penetrare direttamente in ciò che rimane del dente otturato e nella vicina gengiva, oppure nella mandibola. I denti e certe zone della gengiva, allora, prendono una colorazione scura, perché si formano i cosiddetti "tatuaggi da amalgama". Da lì il mercurio si diffonde in tutto il corpo.

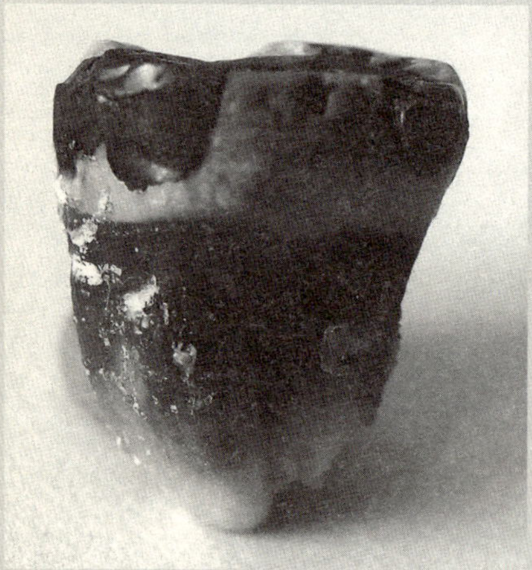

Dente intaccato dal mercurio

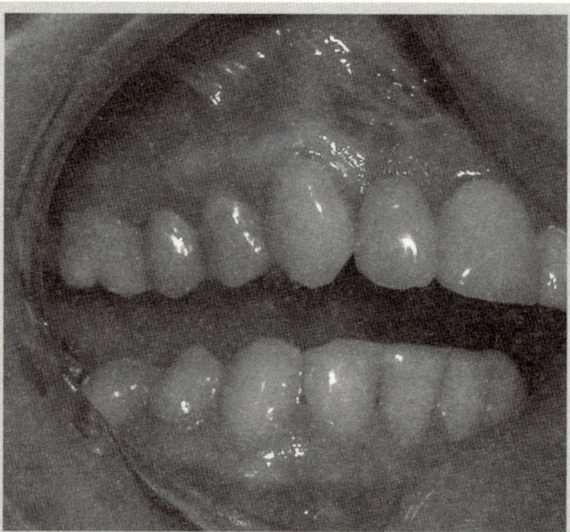

Il mercurio è finito nella gengiva, come si vede dalle chiazze di colore scuro

## Rilascio di particelle di amalgama dalle otturazioni nella cavità orale

Il distacco di particelle di amalgama dalle otturazioni può essere la conseguenza di processi diversi, di natura meccanica, elettrochimica e chimica.

### Abrasione meccanica dovuta alla masticazione

Può trattarsi di un'abrasione molto lieve oppure del distacco di schegge relativamente grandi. In entrambi i casi, i frammenti di metallo vengono inghiottiti e quindi si diffondono nel corpo, come mercurio elementare, attraverso il tratto digerente. Una piccola parte viene assorbita dall'organismo, il resto è eliminato con le feci. Ma può verificarsi anche la trasformazione del mercurio metallico ($Hg^0$) o di altri metalli pesanti puri in composti organici. Questi vengono assimilati molto rapidamente dall'intestino e finiscono nell'apparato cardiocircolatorio, quindi in tutto il corpo.

### Processi elettrochimici

Se in bocca sono presenti diversi materiali dentali metallici, essi formano una specie di batteria: fra i nostri denti, cioè, si genera una corrente! E il punto non è tanto che la persona sia letteralmente "elettrizzata": la cosa peggiore è che i metalli pesanti delle otturazioni vengono ionizzati. Si creano cioè $Hg^+$ o $Hg^{2+}$ e altri ioni metallici, che si sciolgono nella saliva e vengono inghiottiti. Tramite il tubo digerente, gli ioni di mercurio finiscono nel sangue e quindi si diffondono ovunque nel corpo. Questi processi si verificano soprattutto se oltre all'amalgama è stato adoperato anche l'oro.

## Processi chimici

L'amalgama naturalmente reagisce anche con gli alimenti. Bisogna fare attenzione soprattutto agli acidi e allo zucchero, ma è fondamentale anche la temperatura delle pietanze.

Gli acidi intaccano chimicamente non solo lo smalto dentario, ma anche le otturazioni, generando ioni di mercurio. Lo stesso accade con i cibi dolci, perché i batteri presenti in bocca trasformano fin da subito parte dello zucchero in acidi, che poi reagiscono con l'amalgama. Inoltre, le reazioni chimiche si svolgono più rapidamente a una temperatura elevata. Ecco perché le bevande e i cibi caldi aumentano il rilascio di metalli pesanti dalle otturazioni. Per riassumere: i cibi dolci, acidi e caldi spesso peggiorano i problemi di salute dei pazienti con otturazioni in amalgama.

## Il mercurio evapora in bocca

Come abbiamo visto, a temperatura ambiente il mercurio è liquido e ha una forte tendenza a evaporare. Naturalmente questo accade anche in bocca, dove anzi la temperatura è ancora più elevata che all'esterno (37°C circa). Il vapore di mercurio penetra in ogni tessuto senza incontrare resistenze. Questa forma di assorbimento è la più rilevante e quella che nasconde le insidie maggiori.

# 5 Gli effetti nel corpo e nelle cellule

L'amalgama produce varie conseguenze sulla salute, la maggior parte delle quali, ovviamente, è determinata dal componente principale, cioè dal mercurio. Come abbiamo visto, esistono diversi tipi di mercurio e di composti a base di mercurio, che vengono assorbiti dall'organismo in vari modi. Il corpo li trasforma e li trasporta ovunque. Bisogna tener conto anche di questo, se si vuole avere un quadro generale della tossicità del mercurio.

## Il mercurio metallico

Abbiamo già detto che il mercurio metallico o elementare viene assorbito da tutti i tessuti e così riesce a diffondersi senza incontrare ostacoli. Se si trova nell'aria in forma di vapore, ovviamente viene inalato, e passando per i polmoni si distribuisce nell'organismo dove, data la sua forte tendenza a reagire, si trasforma in ioni di mercurio e in composti metallorganici (vedi sotto).

## Gli ioni di mercurio

Gli ioni di mercurio possono derivare da sali di mercurio solubili oppure essere rilasciati dalla superficie del mercurio metallico o dell'amalgama. Vengono assorbiti con grande facilità dai polmoni o dal tratto gastrointestinale e possono essere trasportati tranquillamente in tutto il corpo, dato che sono idrosolubili. Gli ioni di mercurio si legano di preferenza allo zolfo e all'azoto, due componenti importanti delle proteine. È possibile che questo legame danneggi la struttura e forse anche il funzionamento delle proteine coinvolte. Ma si legano anche al DNA, con conseguenze potenzialmente gravissime (vedi sotto). I sali di mercurio puri hanno un effetto corrosivo, che può provocare lesioni difficili da curare. La dose mortale dei vari sali di mercurio è compresa fra 0,2 grammi e un grammo di sale assimilato.

### I composti metallorganici

Un grande problema, con il mercurio, è dato dal fatto che il corpo stesso trasforma il mercurio in metilmercurio e dimetilmercurio, sostanze che poi si diffondono con incredibile facilità, penetrando nelle cellule e accumulandosi nel tessuto adiposo (lo vedremo meglio più avanti). Anche i composti metallorganici si legano preferibilmente con lo zolfo e l'azoto e danneggiano il funzionamento delle proteine, contenenti appunto zolfo e azoto, e il DNA.

Le diverse forme di mercurio producono nel corpo i danni seguenti:

## L'attività degli enzimi viene ostacolata

Gli enzimi sono importantissimi per i processi metabolici all'interno delle cellule. Contribuiscono fra l'altro ai meccanismi digestivi, perché scompongono i cibi che mangiamo. A partire dai singoli elementi che costituiscono un alimento, formano nuova sostanza corporea (per esempio i muscoli), fanno in modo che l'organismo tragga energia dal cibo, che si svolgano i processi di divisione cellulare, crescita, disintossicazione e molto altro ancora, e che tutti i processi vitali nelle cellule funzionino a dovere. Senza di essi non ci sarebbe vita!

Ma gli enzimi sono sostanze di natura proteica che contengono anche zolfo e azoto, quindi rappresentano una preda appetitosa per il mercurio. Il metallo altera la formazione degli enzimi e ne blocca il lavoro, così i processi corporei rallentano, non si completano oppure vengono impediti del tutto. E allora può succedere che le cellule, non ricevendo abbastanza energia o nutrimento, non possano svolgere la loro funzione disintossicante nel fegato, per esempio, o non siano più in grado di produrre ormoni, con tutte le conseguenze negative che questo comporta. Anche i processi di divisione cellulare sono colpiti: la nascita di nuove cellule rallenta e quindi se ne formano meno, col risultato che il corpo invecchia più rapidamente.

## Le proteine endogene vengono bloccate

Ogni cellula ha una "pelle esterna" che la separa dai tessuti circostanti. È chiamata membrana cellulare ed è formata da lipidi, ma anche da proteine e glucidi.

Il mercurio può paralizzare un'intera cellula! Le proteine presenti nella membrana cellulare, infatti, sono spesso responsabili dello scambio di sostanze vitali per la cellula (si chiamano proteine vettrici). Se queste si alterano, legandosi al mercurio, non riescono più a svolgere la loro funzione e la cellula muore letteralmente di fame. Un altro effetto del legame tra il mercurio e le proteine della membrana cellulare è la paralisi di una funzione essenziale, quella di produzione e rilascio di sostanze fondamentali come gli ormoni.

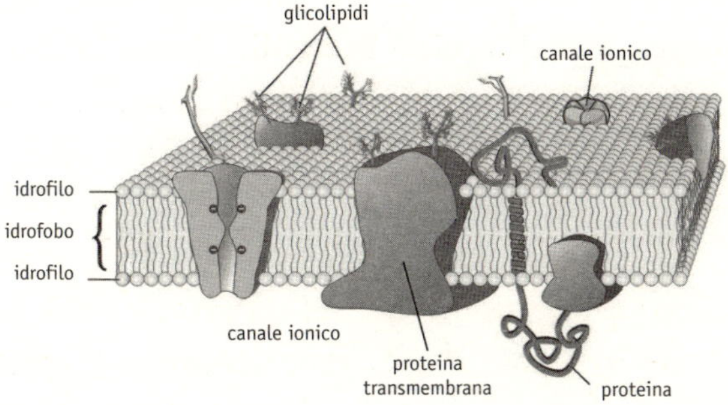


Ogni cellula è separata dall'esterno da una membrana come questa.

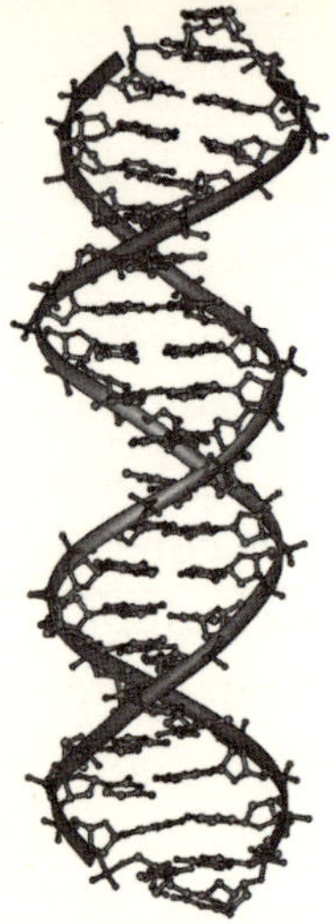

Il DNA è una molecola lunghissima e con una struttura a doppia elica

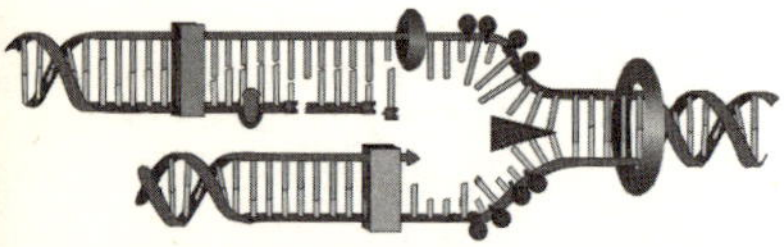

Nel meccanismo di duplicazione del DNA, l'elica viene divisa al centro da determinati enzimi e il patrimonio genetico è "ricopiato" in due nuove molecole

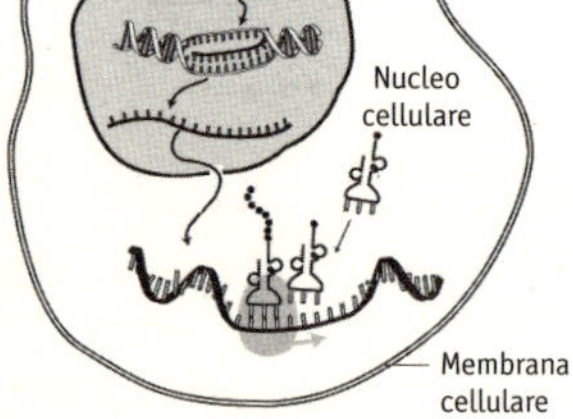


Nella produzione di proteine, il DNA viene aperto e "ricopiato" in sequenze più piccole

## Danni al sistema immunitario

Sulla superficie delle cellule si trovano anche altri elementi, per esempio quelli che nella figura sono chiamati glicolipidi. Questi componenti della membrana cellulare fungono fra l'altro da "piastrine identificative", in quanto segnalano al sistema immunitario se una cellula appartiene all'organismo o se è un corpo estraneo che dev'essere distrutto. Se il mercurio si lega ai glicolipidi, il sistema immunitario li riconosce come estranei e li attacca. In questo modo il mercurio può provocare malattie autoimmuni, quelle cioè in cui il sistema immunitario si rivolge contro il proprio corpo e distrugge cellule e tessuti. Il classico esempio sono molte malattie reumatiche o il diabete giovanile.

## Danni al patrimonio genetico

Il nostro patrimonio genetico (acido desossiribonucleico o DNA) è una molecola lunghissima che assomiglia a una scala avvolta su se stessa. Nei processi di divisione cellulare, i "pioli" vengono divisi a metà da speciali enzimi (vedi sopra) e le "mezze scale" che ne risultano vengono poi a loro volta completate in modo da formare ciascuna una nuova "scala" che conterrà le stesse informazioni genetiche della prima e che andrà a formare le cellule nuove. Oppure gli enzimi ricopiano solo parti del DNA (geni), che usano per formare nuove sostanze endogene (proteine ed enzimi) necessarie alla cellula per poter svolgere le proprie funzioni.

I "pioli" del DNA contengono azoto, una sostanza con cui il mercurio si lega volentieri, causando anomalie nella duplicazione o nella trascrizione delle informazioni: una catastrofe! Quando questo accade, infatti, sia il meccanismo di divisione cellulare sia la formazione delle proteine risultano alterati, il che può recare danni notevoli alla cellula, provocandone persino la morte!

## Danni alle cellule nervose

Un altro effetto disastroso del mercurio è il danneggiamento delle cellule nervose. Ognuna di queste cellule è formata da un corpo da cui partono numerosi prolungamenti di cui uno molto lungo, l'assone.

Gli assoni sono formati da un fascio di fibre, le neurofibrille, avvolte da uno strato isolante chiamato guaina mielinica. Per semplificare, se ci immaginiamo l'assone come un cavo della corrente, le neurofibrille corrispondono ai fili di rame contenuti all'interno, e la guaina mielinica al materiale isolante. La guaina mielinica è formata da una combinazione di lipidi e proteine, e proprio qui sta il problema: il mercurio ha una forte tendenza a immagazzinarsi nei tessuti adiposi e, se penetra nella guaina mielinica, questa perde com-

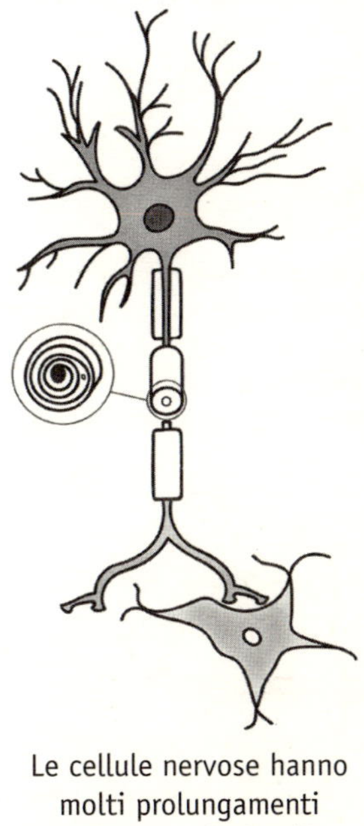

Le cellule nervose hanno molti prolungamenti grazie ai quali si collegano ad altre cellule. Il più lungo è chiamato assone ed è avvolto dalla guaina mielinica pattezza e si dissolve. Le immagini sottostanti mostrano questo effetto alla luce di un esperimento: in cellule nervose vive (figura a sinistra) è stata versata una quantità minima di sali di mercurio in soluzione concentrata.

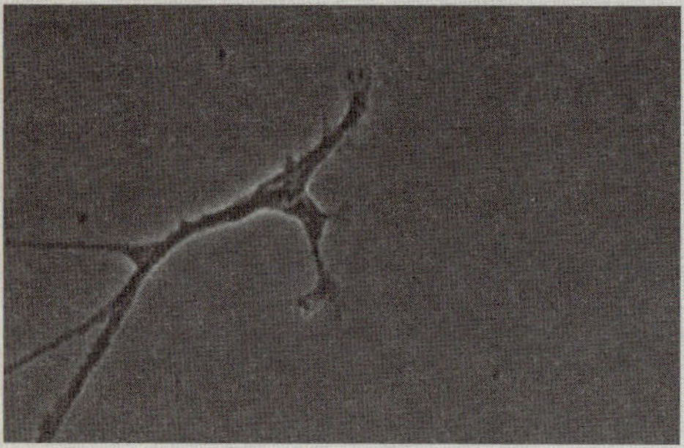

Cellula nervosa sana prima dell'aggiunta di mercurio

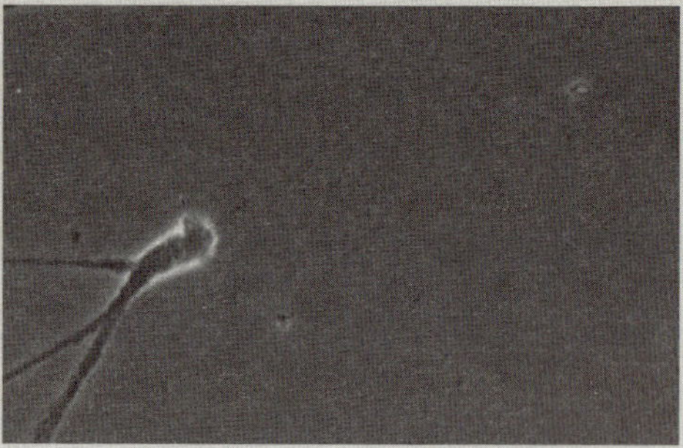

Cellula nervosa 45 minuti dopo l'aggiunta di mercurio: la guaina mielinica è distrutta

Dopo soli quarantacinque minuti (figura a destra), la guaina mielinica si era dissolta completamente! Se il rivestimento isolante si disfa, la cellula non riesce più a trasmettere segnali, ossia impulsi nervosi, con conseguenze gravissime per l'intero sistema. Comunque, finché non è morta del tutto, la cellula ha ancora la capacità di rigenerarsi.

## Depositi nel corpo

Il corpo ci prova, a liberarsi dal mercurio, ma con scarsi risultati. E intanto le otturazioni in amalgama continuano a rilasciare veleno senza sosta.

L'organismo allora cerca altri metodi per contenere la contaminazione entro certi limiti: anziché eliminare il mercurio dai tessuti, lo immagazzina in luoghi il più possibile sicuri, cioè in parti del corpo con un'attività metabolica ridotta, dove i danni saranno minori. E poi cerca di stare alla larga da questi depositi. La scarsa attività metabolica, però, rappresenta un ostacolo per la terapia, perché rende più difficile la rimozione del mercurio (vedi capitolo 9).

# 6 Sintomi di un'intossicazione da mercurio

L'esposizione al mercurio provoca numerosi disturbi, che cambiano a seconda dell'intensità e della durata dell'intossicazione. In genere sono aspecifici: si va dalle cefalee ai dolori cervicali, dai disturbi gastrointestinali ai disturbi nervosi. Sintomi, questi, che potrebbero benissimo indicare la presenza di svariate altre patologie. Se l'avvelenamento è a uno stadio avanzato, i denti cadono, i reni non svolgono più la loro funzione e si arriva a compromissioni nervose molto gravi, che possono portare alla morte.

Quella dovuta all'amalgama è una contaminazione cronica, silenziosa, che il corpo riesce anche a tollerare a lungo, manifestando solo qualche piccola crisi ogni tanto. In molti casi, in realtà, i problemi di salute iniziano anni prima della comparsa dei sintomi più evidenti, cioè quelli che indicano uno stadio ormai avanzato di avvelenamento e che convincono la persona di trovarsi di fronte a una malattia grave. Se si riflette e si scava in profondità, spesso si capisce che già piccoli problemi manifestatisi nell'infanzia potrebbero essere ricondotti all'esposizione all'amalgama, benché all'epoca fosse ancora minima. Poiché i sintomi sono tanto diversi, e altrettanto varie le condizioni dei pazienti, è molto difficile (sia per le persone intossicate e i loro familiari, sia per i terapeuti) stabilire un nesso certo fra i disturbi e un'eventuale intossicazione da amalgama. A complicare le cose, va ricordato che nella stragrande maggioranza dei casi questi fenomeni si manifestano solo quando i danni prodotti dal mercurio si combinano con gli effetti di altre sostanze tossiche: non necessariamente solo metalli pesanti, ma anche sostanze chimiche come la formaldeide o determinati conservanti, i pesticidi usati in agricoltura, i fumi delle industrie e così via... La lista potrebbe continuare all'infinito.

**Piccola check list dei sintomi**

Qui sotto trovate una tabella che vi permetterà di orientarvi nel complesso dei sintomi più frequenti. Se avete avuto o avete ancora otturazioni in amalgama, vi suggerisco di scorrere l'elenco e di dare un punteggio a ogni sintomo, in base alla frequenza e all'intensità con cui si manifesta:

- 0 mai
- 1 a volte o in misura moderata
- 2 spesso o in misura notevole
- 3 sempre o con una grandissima intensità

| Sintomo | Punti | Sintomo | Punti |
|---|---|---|---|
| Allergie | | Paralisi temporanee o parziali | |
| Assenza motoria | | Forte soggezione nei confronti degli altri | |
| Afte, vescicole | | Sclerosi multipla | |
| Bronchite | | Sinusite | |
| Affaticamento cronico | | Nervosismo | |
| Fasi di depressione | | Dermatiti atopiche | |
| Eczemi, eruzioni | | Danni renali | |
| Assenza di energia | | Infezioni micotiche | |
| Sensazione permanente di freddo | | Irritabilità | |
| Disturbi della memoria | | Disturbi reumatici | |

| Sintomo | Punti | Sintomo | Punti |
|---|---|---|---|
| Sensazione di vedere tutto come attraverso un vetro opaco | | Insonnia | |
| Paralisi facciali | | Vertigini | |
| Dolori alle articolazioni | | Oscillazioni dell'umore | |
| Caduta di capelli | | Irrequietezza | |
| Deficienza immunitaria | | Gengiviti | |
| Infezioni frequenti | | Tremore | |
| Cefalee, emicrania | | | |
| | | **Punti totali:** | |

Risultato:
Sommate i punti e scoprite in quale categoria rientrate.

- Categoria I: da 0 a 10 punti
  Il risultato non evidenzia alcun problema di salute dovuto all'amalgama o al mercurio. Se avete avuto o avete ancora otturazioni in amalgama, il vostro organismo riesce a contrastarne gli effetti tossici in maniera assai efficace, almeno per il momento.

- Categoria II: da 11 a 25 punti
  Presenza di sintomi che potrebbero avere a che fare con l'amalgama o il mercurio.

- Categoria III: da 26 a 50 punti
  Sintomatologia che può essere collegata a un'intossicazione da amalgama o da mercurio.

- Categoria IV: a partire da 51 punti
  Presenza di un quadro sintomatico chiaramente collegato a un'intossicazione da amalgama.

Nella parte C trovate un approfondito test di autovalutazione, che vi permetterà di analizzare meglio il legame fra l'amalgama e i vostri sintomi.

# 7 Diagnosi di intossicazione da mercurio

Gli effetti negativi dell'amalgama possono dunque manifestarsi in vari modi nel corpo, e molti fattori contribuiscono a peggiorare oppure mascherare i disturbi. Chi ha problemi derivati dall'amalgama, insomma, si trova in una situazione confusa, difficile da interpretare. Capita di frequente che persino i terapeuti, se non hanno abbastanza esperienza in questo campo, siano disorientati, perché non sanno come gestire la complessità del quadro sintomatico. Troppo spesso classificano questi pazienti "confusi" come "personalità psichicamente labili" con disturbi "psicosomatici" e prescrivono loro terapie farmacologiche: antidepressivi contro la mancanza di stimoli, antibiotici contro le infiammazioni intestinali, antinfiammatori e antireumatici contro questi dolori che sbucano un po' ovunque nel corpo. Peccato che così si agisca solo sui sintomi senza scoprirne le cause profonde, che invece dovrebbero essere individuate e curate.

> **So che molti resteranno delusi, ma...**
> Non si potrà mai dimostrare con certezza assoluta che l'intossicazione cronica da mercurio sia la causa di questo o quel determinato sintomo!

È dunque fondamentale procedere in maniera sistematica, per capire quale sia la vera origine dei problemi denunciati dal paziente. D'altro canto bisogna sempre essere consapevoli che purtroppo nessun metodo è capace di stabilire con esattezza in che grado una persona sia contaminata dal mercurio. E quand'anche si riuscisse ad accertare direttamente la presenza di un'intossicazione cronica, rimarrebbe complicato fornire prove che essa sia responsabile dei sintomi. Sono legami impossibili da dimostrare con assoluta certezza, dal momento che, come abbiamo visto, i sintomi potrebbero essere pur sempre ricondotti ad altri problemi.

Cosa possiamo fare se ci viene il dubbio di soffrire di un'intossicazione cronica da mercurio, per verificare se il nostro sospetto è fondato?

È importante soprattutto eseguire un'anamnesi accurata, raccogliendo indicazioni il più possibile precise sulle eventuali contaminazioni da metalli pesanti, senza tralasciare avvenimenti che risalgono al passato, per quanto lontano. Anche le otturazioni della madre del paziente vanno prese in considerazione: le madri possono trasmettere al loro bambino fino al sessanta per cento dell'inquinamento da metalli pesanti (o di altro tipo) presente nel loro corpo. Questa contaminazione prenatale può manifestarsi anche parecchi anni più tardi, e nella maggior parte dei casi rappresenta il primo nucleo dei depositi di metalli pesanti immagazzinati nell'organismo.

L'anamnesi deve ricostruire un quadro il più possibile completo di tutte le fonti di contaminazione, tenendo conto anche del luogo di lavoro. Le infermiere che per anni hanno adoperato disinfettanti contenenti mercurio, per esempio, si sono esposte a una massiccia contaminazione per colpa dei vapori tossici. Un'altra situazione a rischio è, naturalmente, quella di chi lavora all'interno degli impianti di lavorazione dei metalli ed è a contatto con i fumi di saldatura.

Ovviamente bisogna chiedere al paziente se abbia avuto o abbia ancora otturazioni in amalgama, corone in oro e altre leghe. Così come è imprescindibile esaminare con attenzione la bocca. Si rimane sempre di stucco a vedere quanto metallo possa accumularsi nel corso degli anni! È importantissimo anche scoprire se resti di amalgama si nascondano sotto le corone. Consiglio sempre di andare da un dentista che segue princìpi olistici, per rimuovere in sicurezza l'amalgama residuo.

Nel caso siano presenti diversi metalli, bisognerebbe procedere alla misurazione delle correnti che si sviluppano in bocca. Più i valori sono alti, più è facile il rilascio di metalli dalle otturazioni e dalle corone, e cresce la probabilità di un avvelenamento silenzioso.

**Basta guardarsi allo specchio**

Potete procedere tranquillamente da soli a un primo esame della bocca: mettetevi davanti allo specchio, fate in modo che ci sia una buona illuminazione, aprite la bocca e ispezionate i denti. Riconoscere le otturazioni in amalgama è facile: se vedete un colore argenteo o grigio scuro, è altamente probabile che si tratti di amalgama. Fate attenzione anche all'eventuale presenza di impronte dei denti ai margini della lingua, perché secondo la naturopatia quello è il classico indizio di una contaminazione cronica del fegato con sostanze tossiche, per esempio il mercurio.

I dati raccolti in questa prima fase devono essere integrati con un questionario approfondito e mirato (vedi parte C) e con altre indagini diagnostiche. Spesso è utile che i pazienti, a casa e con tutta la calma necessaria, scrivano la loro storia clinica completa e poi la consegnino al terapeuta. Inoltre sono interessanti gli esiti di tutte le visite compiute in passato, perché possono aiutare la diagnosi e la determinazione della terapia, e poi permettono di tenere monitorati i progressi compiuti dal paziente.

Per avere un quadro della situazione completo, la seconda cosa da fare sarà sempre sottoporsi a una visita approfondita. Spesso vengono alla luce altri disturbi e altre diagnosi che du-

**Esami di laboratorio**
L'elevata volatilità del mercurio fa sì che gli esami di laboratorio diano risultati tendenzialmente troppo bassi, perché durante il trasporto al centro di analisi il metallo continua a evaporare dal campione.

rante il colloquio il paziente si era dimenticato di citare. Nella maggior parte dei casi, la palpazione dell'addome è fondamentale: non è raro che in quella zona del corpo ci siano dei punti dolenti, che danno indicazioni preziose sullo stato degli organi o delle parti di organo intossicate.

Il terzo passo consiste nel testare la contaminazione da metalli pesanti e farla analizzare in laboratorio. A tal fine esistono vari tipi di test, più o meno affidabili.

## Esame delle urine

Il metodo più adatto per misurare l'eliminazione dei metalli pesanti è l'esame delle urine. Alcuni laboratori offrono la possibilità di effettuare la cosiddetta "analisi multielemento", che permette di verificare l'eventuale presenza di un ampio spettro di metalli pesanti fra i più diffusi a un prezzo relativamente economico. In un certo senso, questo esame rappresenta un punto di partenza che permetterà di documentare i progressi compiuti nel corso della terapia. Il contenuto di mercurio nelle urine viene espresso in µg/g di creatinina. La creatinina è un prodotto metabolico, eliminato continuamente dai reni. Il riferimento al dato oggettivo della creatinina permette di escludere eventuali alterazioni dovute a variabili come la funzionalità dei reni e la quantità di urina del campione.

## Il test della gomma da masticare

C'è una cosa che si può dimostrare con certezza grazie al test della gomma da masticare: le otturazioni in amalgama non sono stabili e già solo masticando normalmente si riscontra un aumento dei valori di mercurio nella saliva. Il test si svolge in questo modo: si preleva un campione di saliva (campione 1), dopodiché il paziente mastica per dieci minuti una gomma senza zucchero; quindi si preleva un secondo campione. In laboratorio si cercano le tracce di mercurio nella saliva. L'aumento dei valori nel campione 2 dimostra che la masticazione provoca il rilascio di mercurio.

Questo test permette di dimostrare ancora una cosa: se il paziente consegna un nuovo campione dopo aver masticato per altri dieci minuti una gomma zuccherata (campione 3), si riscontra un nuovo aumento dei valori, a riprova che lo zucchero stimola ulteriormente il rilascio di mercurio. Il test, però, non dà nessun riscontro sulla contaminazione dell'organismo. Quindi è senz'altro interessante, ma non necessario ai fini di una valutazione diagnostica.

**Milli-, micro- eccetera**
"mg" significa milligrammo ed è la millesima parte di un grammo,
"µg" significa microgrammo ed è la millesima parte di un milligrammo, ossia la milionesima parte di un grammo.

## Analisi dei capelli

Nei capelli si trovano, certo, tracce di una contaminazione acuta da mercurio, ma solo se questa è avvenuta negli ultimi tre mesi. Il mercurio già depositato stabilmente nel cervello e nelle altre parti del corpo, invece, sfugge a questo test. Una volta avviato il processo di disintossicazione, la quantità di mercurio rilasciato dai depositi e trasmesso ai capelli dipende da un particolare enzima (apolipoproteina E), la cui attività è molto variabile. Questo tipo di indagine, quindi, non fornisce indicazioni certe su una contaminazione da mercurio o su come procede la disintossicazione. Pertanto a scopi diagnostici ha una validità piuttosto limitata.

## Patch test

Questo test serve per rilevare la presenza di allergie. Sulla schiena del paziente vengono posti dei cerotti che contengono l'allergene di cui si sospetta la presenza, per esempio l'amalgama. Il test è positivo se, dopo due o tre giorni, i punti in cui sono stati applicati i cerotti si arrossano. Più a lungo i cerotti rimangono sulla pelle, più alta è la probabilità che si verifichi un arrossamento.

Per quanto ho potuto constatare, il sistema non è adatto a valutare la presenza di allergie. Spesso i pazienti non reagiscono al test, benché l'esperienza quotidiana dimostri senza ombra di dubbio che c'è un'allergia. Purtroppo il test epicutaneo è l'unico metodo diagnostico riconosciuto dal sistema sanitario nazionale.

Comunque, questo metodo non rivela la presenza di un'intossicazione da mercurio o di depositi nel corpo.

**Intossicazioni e allergie**
Bisogna sempre considerare che un test di laboratorio non permette di trarre conclusioni definitive sulla soglia di tolleranza all'intossicazione da mercurio, che varia da paziente a paziente. Spesso all'intossicazione si aggiunge un'allergia al mercurio, e allora la reazione del corpo non dipende più dalla quantità. Stabilire se siamo di fronte a un'effettiva intossicazione oppure a un'allergia è fondamentale per la terapia delle malattie derivate.

## Il test della trasformazione dei linfociti (LTT)

### variante per i metalli (MELISA o Memory Lymphocyte Immunostimulation Assay)

In questo test si prelevano dal sangue del paziente le cellule che formano anticorpi in caso di allergia, i linfociti T. Si prepara una coltura e, aggiungendo l'allergene sospetto, si verifica la presenza di anticorpi specifici. Questo metodo permette di osservare in maniera piuttosto precisa le reazioni allergiche del paziente, soprattutto in caso di allergie ritardate (vedi p. 86) da metalli pesanti e farmaci.

## Elettroagopuntura di Voll (test EAV)

Si tratta di un test che si svolge a livello bioenergetico. Il paziente viene messo a contatto con le debolissime vibrazioni elettromagnetiche dell'elemento da testare (l'allergene sospetto), o direttamente oppure, più spesso, tramite cavi ed elettrodi. Se il paziente soffre di un'allergia o di un disturbo causato da quell'elemento, entra in risonanza con le vibrazioni che esso produce (vibra "sulla stessa lunghezza d'onda"). In genere il test viene effettuato in determinati punti di agopuntura delle mani e dei piedi, in modo che il paziente non entri a contatto diretto con la sostanza. Quindi è un metodo del tutto indolore e sicuro.

## Biorisonanza

Il test di biorisonanza si basa sugli stessi princìpi bioenergetici dell'elettroagopuntura. Il paziente entra in risonanza con le deboli vibrazioni elettromagnetiche della sostanza da testare, anche in questo caso senza che ci sia alcun contatto diretto. Questo metodo ha una marcia in più, perché le vibrazioni possono essere modificate con il macchinario per la biorisonanza: si possono attenuare, rafforzare o invertire, in modo che il test risulti ancora più leggero. Ma non solo: la possibilità di modificare le vibrazioni fa sì che l'apparecchio possa essere adoperato anche per la terapia e permette di programmare trattamenti su misura per ogni singola persona.

Un altro, grande vantaggio offerto da questi ultimi due metodi è dato dal fatto che il paziente può vedere con i propri occhi le indicazioni della macchina e non deve affidarsi ciecamente all'interpretazione soggettiva del terapeuta.

## Test kinesiologico

Anche questo test rientra nella categoria dei metodi bioenergetici. Il corpo reagisce alle informazioni materiali della sostanza da testare con una maggiore o minore resistenza da parte dei muscoli. La reazione alla sostanza può essere testata in qualsiasi muscolo. Nella maggior parte dei casi, si fa la prova con un braccio alzato e disteso all'altezza delle spalle. Semplificando un po': se la risposta alla sollecitazione è debole, la sostanza sta danneggiando l'organismo, mentre un muscolo forte indica che non ci sono problemi. In questa maniera si possono anche determinare la terapia e i provvedimenti più adatti a ogni singolo paziente (quali farmaci adottare, in che dosaggio eccetera).

Stando alla mia esperienza, però, ritengo che questo test presenti degli svantaggi non da poco: alcuni pazienti lo interpretano come una prova di forza con il terapeuta, e non tutti si lasciano convincere a svolgerlo. Inoltre, se si testano varie sostanze una dietro l'altra, il braccio si stanca e di conseguenza il risultato non è più affidabile. A seconda dell'esperienza di chi effettua il test, poi, può essere difficile interpretarlo se non c'è una differenza evidente tra una reazione muscolare forte e una debole. E ci sono persone che reagiscono con sospetto alla proposta di sottoporsi a un test che non capiscono, altre che non ne accettano i risultati. A mio parere, i test con l'elettroagopuntura e la biorisonanza sono più rapidi e sicuri.

In certe situazioni, comunque, il test kinesiologico è senza dubbio utilissimo. Per esempio, per mezzo di terzi si può eseguire il test su quei pazienti che non possono sottoporvisi personalmente, come i bambini più piccoli, incapaci di stare fermi, oppure pazienti troppo anziani e deboli, che tremano molto. È il cosiddetto *surrogate testing*: la persona surrogata mantiene il contatto corporeo con il paziente, come se fosse una specie di "prolungamento" del suo braccio, e si mette a disposizione per il test. Con questo stratagemma si possono testare persino gli animali.

## Test DMPS o test di mobilizzazione di Daunderer

Questo test prevede la liberazione di mercurio dai depositi tramite un farmaco soggetto a prescrizione medica (DMPS = acido dimercapto-propanosulfonico). Il DMPS riesce a legarsi al mercurio e a trasportarlo fuori dal corpo per mezzo delle urine. Per misurare l'eliminazione di mercurio, si prende un campione di urine (campione 1) prima di assumere il farmaco, e un altro a distanza di un'ora (campione 2).

Bisognerebbe però misurare anche il contenuto di rame, perché esso ostacola l'eliminazione del mercurio. Se quindi il valore del rame è molto alto, probabilmente l'effettiva contaminazione da mercurio è più elevata di quanto non dica il risultato della misurazione.

Se il test evidenzia un dato che supera i cinquanta microgrammi di mercurio per grammo di creatinina, secondo Daunderer bisogna supporre che la misura effettiva sia molto più elevata.

> *"Stabilire un valore soglia ha senso solo per gli individui sani. Nei malati (le persone allergiche), la soglia di tolleranza è pari a zero per qualsiasi sostanza tossica".*
>
> — Dottor Max Daunderer

La mobilizzazione del mercurio tramite DMPS può scatenare fenomeni di intossicazione acuta come effetto collaterale. Questo farmaco va quindi adoperato con estrema cautela. Rivolgetevi assolutamente a un terapeuta esperto!

Si può eseguire il test di mobilizzazione anche con altri farmaci (i cosiddetti sequestranti o chelanti, cioè sostanze che formano legami stabili con i metalli pesanti). La tollerabilità può variare da paziente a paziente ed è meglio sempre testare le varie sostanze.

Tutti i provvedimenti descritti qui, con l'eccezione del patch test, vengono usati in naturopatia per la diagnosi e la raccolta di dati, mentre non sono riconosciuti dalla medicina ufficiale. Detto in altri termini, i costi devono essere sostenuti interamente dai pazienti.

Ecco perché non bisogna affidarsi al primo che capita. La prova definitiva che il mercurio sia all'origine dei problemi di salute del paziente, in fin dei conti, si ha solo nel momento in cui i disturbi diminuiscono nel corso della disintossicazione e della terapia. È chiaro quindi che avere un rapporto di fiduciosa collaborazione con il terapeuta è fondamentale.

# 8 La rimozione protetta dell'amalgama

Il presupposto necessario per qualsiasi terapia contro un'intossicazione da metalli pesanti è che cessi la contaminazione. Nel caso dell'amalgama, le otturazioni devono essere completamente rimosse. Ma bisognerebbe sostituire anche gli altri materiali contenenti metalli e usati negli impianti, nelle corone eccetera. Vi consiglio caldamente di rivolgervi a un dentista esperto in materia e dotato di uno studio con tutta l'attrezzatura che serve. Polverizzare le otturazioni in amalgama con il trapano senza un'adeguata protezione, infatti, non fa altro che aumentare la contaminazione dell'organismo e può peggiorare ancora di più il quadro sintomatico! Ecco perché è fondamentale osservare le indicazioni che sto per darvi.

- Le otturazioni non vanno assolutamente toccate nel caso la paziente sia incinta o stia allattando: per quante precauzioni si prendano, non si può escludere del tutto una pur minima contaminazione del bambino.
- Il dentista dovrebbe usare una tripla protezione, ossia:
    1. Bisogna ricoprire tutta la bocca con una diga o *dental dam*, un quadrato di lattice che lascia scoperti solo i denti da curare. La diga funge da barriera contro i frammenti che inevitabilmente vengono dispersi in bocca mentre si rimuove l'amalgama. E impedisce anche che le schegge vengano inghiottite. Tuttavia, non mette al riparo dai vapori di mercurio.

2. Per proteggersi da questi ultimi, si applica sul dente da curare un tubo dotato di cappuccio *clean-up*, in modo da aspirare i vapori direttamente alla fonte.

3. Per essere sicuri di non inalare vapori tossici di mercurio, durante la rimozione bisognerebbe respirare tramite un sondino nasale, o comunque proteggere le vie respiratorie in maniera adeguata. Naturalmente anche il dentista e l'assistente dovranno adottare misure protettive.

- I metalli in bocca possono sempre comportare problemi di salute. Una volta rimosse completamente le otturazioni in amalgama, quindi, per le nuove otturazioni e corone bisognerebbe adoperare solo i cosiddetti materiali *metal free*. Oggi esistono alternative per tutti gli impieghi.

  Oltre a essere decisamente più tollerabili, le sostanze prive di metalli sono migliori anche a livello estetico, perché hanno un aspetto più naturale. Quanto a stabilità e durata, ormai sono paragonabili ai materiali tradizionali contenenti metalli.

1. L'ossido di zirconio spicca per le tante caratteristiche positive. È superiore a tutti gli altri materiali: la ceramica infatti è una sostanza naturale e non provoca allergie. Ha la stessa durezza dello smalto dentario, una durata lunghissima, forma meno placca rispetto ai denti naturali e il colore non si modifica nel tempo. Non provoca gengiviti né alterazioni del gusto, non interagisce con altri materiali eventualmente presenti in bocca o con l'organismo e non aumenta nemmeno la sensibilità al freddo. Dal punto di vista estetico è perfetta, tant'è che a occhio nudo non è distinguibile dai denti naturali.

2. Sulle resine sintetiche il giudizio è un po' meno positivo. Non possiamo affermare con assoluta certezza che siano proprio sicure. I materiali usati per le otturazioni sono

composti per circa l'ottanta per cento da vetro polverizzato finissimamente e per il restante venti per cento dalla matrice resinosa. Essa è formata a sua volta da coloranti, catalizzatori, fluoruri e sostanze che rendono possibile la necessaria fotopolimerizzazione (l'indurimento tramite apposite lampade). Queste sostanze possono scatenare reazioni allergiche, inoltre le otturazioni non durano molto.

Le resine sintetiche per le protesi dentarie contengono molecole reattive, i cosiddetti monomeri, e altre sostanze che possono fuoriuscire e portare a irritazioni della mucosa orale o ad allergie.

3. I polimeri termoplastici non comportano molti rischi e vengono tollerati meglio. Possono essere adoperati anche per produrre perni del colore dei denti, in sostituzione dei consueti perni in acciaio.

4. Per fissare le corone, le otturazioni, gli inserti e i ponti ci sono varie possibilità: i cementi compositi e i cementi vetroionomerici, per i quali vale lo stesso discorso fatto sopra a proposito delle resine sintetiche. I cementi compositi in genere son ben tollerati e possono fissare corone e ponti in modo definitivo e senza dare problemi. In certi casi, però, non si può fare a meno di usare il cemento vetroionomerico.

Pur con tutti i vantaggi dati dall'impiego di materiali privi di metalli, non è detto che il paziente tolleri qualunque sostanza. Per essere il più possibile certi di non andare incontro a problemi, suggerisco sempre di testare preventivamente i materiali proposti dal dentista, compreso l'anestetico, le sostanze adesive e i cementi.

# 9 Disintossicarsi dal mercurio e da altri metalli pesanti

Disintossicare un organismo dal mercurio o da altri metalli pesanti è un'impresa complicata e delicatissima. Perché non si tratta semplicemente di rimuovere le otturazioni, cioè l'aspetto visibile del problema, ma soprattutto di mobilizzare i depositi invisibili, nascosti nel corpo, e di eliminare le sostanze tossiche senza procurare danni alla salute della persona. Per farlo ci vuole un terapeuta dotato di grande scrupolosità, pazienza ed esperienza.

**Avvertimento: non curatevi da soli!**
Lo dico chiaro e tondo: questo capitolo non è una guida all'autoterapia. La disintossicazione è un processo molto complicato, richiede competenze e strumenti che solo un professionista può avere. Non curatevi da soli! Il principio del "piuttosto che niente, è meglio piuttosto" qui non vale: disintossicarsi parzialmente e con metodi inadeguati non serve a nulla, sono soldi buttati via. Se fate un giro nel web, vi renderete conto di quanti siti forniscano valanghe di "consigli" e "ricette" per disintossicarsi dai metalli pesanti, ma leggendo nei forum scoprirete anche quante persone si siano lasciate spillare quattrini per anni senza mai veder migliorare la loro salute.

## Preparativi

La disintossicazione vera e propria deve sempre essere preceduta dallo stop all'esposizione: bisogna non solo provvedere alla rimozione sicura di tutte le otturazioni in amalgama (vedi capitolo 8), ma anche evitare qualsiasi altra fonte di intossicazione da metalli pesanti. Il che vuol dire rinunciare agli alimenti notoriamente inquinati dal mercurio e andare alla ricerca di tutte le altre pos-

sibili fonti di contaminazione, per poterle eliminare.
Allo stesso modo è importante sapere se il corpo sarà in grado di tollerare la cura disintossicante. Le vie metaboliche e gli organi chiamati a farlo funzionano sufficientemente bene? Prima di cominciare qualsiasi terapia, è meglio fare un controllo sottoponendosi ad analisi del sangue, delle urine e delle feci. Se emerge qualche anomalia, la disintossicazione dovrà procedere per piccoli passi, in modo da non sovraccaricare l'organismo.

Queste poche e necessarie premesse fanno già capire chiaramente che, in questo campo, il fai da te non è assolutamente possibile. Sbagliare qualcosa nella fase preparatoria vuol dire compromettere fin dal principio l'esito positivo della cura.

**Contenuto di mercurio di alcuni alimenti**

| Alimenti | mg Hg/kg |
|---|---|
| Latte | 9 |
| Uova | 3 |
| Carne bovina | 2 |
| Carne di maiale | 5 |
| Fegato bovino | 21 |
| Fegato di maiale | 47 |
| Rognone di agnello | 14 |
| Rognone di maiale | 246 |
| Pesci d'acqua dolce | 271 |
| Smeriglio, spinaroli, molva blu, ippoglossi, rombo, squalo della Groenlandia | 1070 |
| Pesci di mare, esclusi quelli sopra elencati | 196 |
| Farina | 7-22 |
| Patate | 6 |
| Verdure | 13-47 |
| Funghi | 20-500 |
| Frutta | 5-8 |
| Vino | 1 |
| Birra | 2 |

Fonte: Università di Kiel

## Disintossicazione

La disintossicazione vera e propria prevede due interventi paralleli: da un lato la mobilizzazione del mercurio (e degli altri metalli pesanti) dai depositi presenti nel corpo, dall'altro un'azione di rinforzo e supporto per aiutare l'organismo a espellere le sostanze tossiche.

## La mobilizzazione

Il mercurio elementare e i composti organici del mercurio sono facilmente liposolubili, quindi rimangono nel sangue per pochissimo tempo, poi vengono depositati nel corpo, soprattutto nei tessuti adiposi, nei tessuti nervosi e nel cervello. Per espellere il mercurio dall'organismo bisogna prima mobilizzarlo, cioè spostarlo da questi depositi e renderlo idrosolubile. Solo allora può essere eliminato dal fegato e dai reni, mediante le feci e l'urina.

Fondamentalmente i metodi di mobilizzazione si basano sul fatto che il mercurio si lega in maniera stabile ai gruppi dello zolfo e, in questo modo, diventa idrosolubile.

**Allergia all'alga Chlorella**
Secondo la letteratura scientifica, su dieci pazienti che iniziano una disintossicazione con questa alga, sette svilupperanno un'allergia (il settanta per cento). In tal caso, bisogna assolutamente interrompere la somministrazione di Chlorella.

### Mobilizzazione per mezzo di sostanze vegetali

Diverse piante con un alto contenuto di zolfo hanno la capacità di legare il mercurio, in particolare l'alga Chlorella, l'aglio selvatico, il coriandolo e l'aglio comune. Possono essere assunti in polvere o come estratti, anche alcolici.

### Mobilizzazione mediante MSM

Lo zolfo può essere assunto anche come integratore alimentare in una forma che il corpo riesce facilmente a riassorbire, cioè come composto organico. Fra questi integratori, va ricordato l'MSM (metilsulfonilmetano), una forma biologicamente attiva dello zolfo presente in natura in tutti gli organismi viventi.

### Mobilizzazione mediante sequestranti o chelanti

Un altro metodo per liberare mercurio sono i cosiddetti chelanti o sequestranti. Si tratta di sostanze che in certi campi della medicina vengono adoperate ormai da decenni. I chelanti più comuni sono il DMPS (acido dimercapto-propanosulfonico) e il DMSA (*acido meso 2,3-dimercaptosuccinico*), il dimercaprolo e l'EDTA (acido etilendiamminotetraacetico). Sono farmaci soggetti a prescrizione medica e si assumono generalmente per via orale, a volte anche in supposte. Nel primo caso, la sostanza viene eliminata prevalentemente dai reni, nel secondo dal fegato e dall'intestino. In base alla funzionalità degli organi interessati, dunque, si sceglierà l'una o l'altra forma di somministrazione.

Bisogna tener presente che i chelanti, come qualsiasi altra sostanza chimica, possono avere effetti collaterali, per quanto sporadici. Il rischio può essere ridotto al minimo mediante una somministrazione "su misura" e un basso dosaggio.

## Mobilizzazione attraverso la corrente

Risultati molto efficaci si possono ottenere con metodi elettrofisici come i bagni galvanici o simili. I flussi di corrente producono il rilascio dai depositi di grandi quantità di ioni di mercurio. La prudenza è d'obbligo: queste tecniche "ci vanno giù pesante" e andrebbero adoperate, con estrema cautela, solo in caso di contaminazioni leggere oppure quando la disintossicazione è ormai in fase avanzata.

Lo stesso vale, naturalmente, per i farmaci sopra descritti e per i prodotti naturali che sti-

**Omeopatia e disintossicazione**

Nel paragrafo 67 dell'*Organon della medicina razionale* (1810), la sua opera più importante, il fondatore dell'omeopatia Samuel Hahnemann parla delle poche eccezioni in cui l'omeopatia non deve essere adoperata, citando fra l'altro i casi di intossicazione: "A quest'ordine di cose appartengono pure gli antidoti di avvelenamenti acuti". Hahnemann non suggerisce quindi medicinali omeopatici, ma antidoti chimici: "il fegato di zolfo contro i veleni metallici". Insomma: state alla larga dai rimedi omeopatici, se non volete rischiare di peggiorare le vostre condizioni di salute!

molano la mobilizzazione del mercurio. Dosi sbagliate, assunzioni troppo frequenti o, al contrario, troppo discontinue non portano a nessun risultato. Le tecniche bioenergetiche come la biorisonanza, la kinesiologia e l'elettroagopuntura permettono di adattare con precisione dosi e tempi ai bisogni del singolo paziente. Non è difficile capire quale sia il metodo giusto o la combinazione di metodi da adottare, ma è fondamentale che il terapeuta abbia un atteggiamento aperto. Chi non testa per principio un determinato metodo di disintossicazione o lo rifiuta a priori, qualunque sia il motivo, non agisce per il bene del paziente, quindi: diffidate dei terapeuti "con i paraocchi", anche se sono naturopati animati dalle migliori intenzioni.

## Espellere le sostanze tossiche

Il nostro corpo ha sviluppato diverse strategie per espellere le sostanze ormai inutili o tossiche, affidando questo compito principalmente ai polmoni, al fegato, ai reni e all'intestino. Non va poi sottovalutata la funzione della pelle, con le innumerevoli ghiandole sebacee e sudoripare che si aprono verso l'esterno. Per quanto riguarda in particolare l'eliminazione del mercurio e dei metalli pesanti, oltre che dei loro composti, gli organi più interessati sono il fegato, l'intestino (feci) e i reni (urine). La pelle e i polmoni, invece, risultano poco coinvolti in questi processi.

Per evitare che il mercurio mobilizzato si limiti a vagare nel corpo, intossicandolo nuo-

**Pericolo: allergia!**
Nella maggior parte dei casi i pazienti hanno sviluppato un'allergia al mercurio presente nel corpo. Siccome purtroppo è difficile ottenere la disintossicazione completa di tutti i depositi, bisognerà curare anche l'allergia, così come le altre malattie. L'organismo deve essere liberato il più possibile da ogni altra forma di disturbo e di contaminazione da metalli pesanti, perché solo allora recupererà la capacità di tollerare gli inevitabili residui di mercurio.

vamente e andando a depositarsi da qualche altra parte, gli organi deputati alla sua espulsione devono essere aiutati, e lo si può fare provvedendo a:

- dosaggio corretto dei chelanti: è un aspetto particolarmente delicato, perché il mercurio deve legarsi in maniera stabile, ma soprattutto non produrre effetti negativi;
- apporto sufficiente di liquidi per garantire l'ottimale funzionamento dei reni;
- stimolo agli organi coinvolti nel processo di eliminazione mediante appositi programmi di biorisonanza.

Stimolare l'espulsione dei metalli pesanti senza poi aiutare l'organismo a reggere questo processo non serve a molto, perché in fondo c'è una buona ragione se il nostro corpo ha impacchettato il mercurio in luoghi difficilmente raggiungibili. Limitarsi a mobilizzarlo provoca danni enormi, perché il mercurio rimesso in circolazione intossica nuovamente l'organismo. Senza troppi giri di parole: i due aspetti della disintossicazione (mobilizzazione e azioni di supporto) devono assolutamente andare a braccetto, non si può prescindere dall'uno o dall'altro. E bisogna fare sempre la massima attenzione nella scelta dei mezzi e nel dosaggio. Durante la disintossicazione, il terapeuta dovrà eseguire continuamente test di verifica e rilevazioni provvisorie, perché una dose troppo bassa non lega abbastanza mercurio, mentre una dose troppo alta produce pesanti effetti collaterali. Monitorare i progressi è importante soprattutto perché il miglioramento dello stato di

**Terapia e pazienza**

Nella cura delle intossicazioni da metalli pesanti non bisogna illudersi di risolvere tutto e subito: il miglioramento delle condizioni di salute dei pazienti spesso sembra lento e faticoso. In ogni storia individuale ci saranno alti e bassi, che andranno affrontati (sia da chi si sottopone al trattamento sia dal terapeuta) con tanta, tanta pazienza.

salute non sempre va di pari passo con le aspettative o i desideri del paziente. In questi casi, vedere i risultati di laboratorio con i propri occhi è uno stimolo utile per superare i momenti più difficili. Nel corso di un trattamento prolungato, non bisogna mai perdere di vista l'obiettivo né lasciarsi scoraggiare dalle ricadute. La durata di una cura disintossicante efficace dipende da fattori individuali: può trascinarsi per mesi, ma anche per anni. All'inizio richiede un impegno notevole, che però si riduce dopo alcuni mesi. Col passare del tempo basterà qualche intervento sporadico.

## Altri accorgimenti utili per favorire la disintossicazione

### Alimentazione

L'alimentazione ha sempre un ruolo centrale, quando si parla della salute. Purtroppo, pur sapendolo benissimo, spesso trascuriamo questo aspetto. Eppure, a ben vedere, l'uomo vive esclusivamente di quello che il corpo assimila tramite la bocca e il tratto digerente! Ma allora non dovremmo dargli solo le cose migliori, le più sane?

A questo riguardo sono già state scritte molte cose interessanti, quindi mi limiterò a ricordare qualche principio fondamentale, da tenere bene a mente: quello che immagazzinate nel corpo condiziona buona parte del vostro benessere e della vostra salute futura!

- Imparate a fare attenzione a ciò che mangiate! Molti si nutrono male e in modo non regolare: anziché pranzare come si deve, mangiano al volo una barretta ai cereali; se optano per qualcosa di più sostanzioso, prendono un tramezzino confezionato al distributore automatico e lo ingoiano in piedi, anziché sedersi a un tavolo e gustarsi con calma un piatto preparato con ingredienti freschi. Ripensate alle vostre abitudini e, se serve, modificatele!

- Cambiate alimentazione, se possibile scegliendo solo cibo biologico: non si sa mai quali additivi e conservanti contenga quello che compriamo nei supermercati "normali". È stato dimostrato che le verdure e gli altri alimenti di origine biologica, gli ortaggi prodotti con il metodo della lotta integrata o quelli provenienti da agricoltura biodinamica contengono meno sostanze tossiche rispetto agli altri. È ora di tradurre in pratica queste nozioni: fate in modo di contaminare il vostro corpo il meno possibile!

- Comprate solo cibi di prima qualità, e sempre prodotti freschi! I prodotti industriali, gli alimenti in scatola e confezionati, ma anche quelli surgelati (per quanto di origine biologica) sono di qualità inferiore. Evitateli il più possibile, meglio se li eliminate del tutto dalla vostra dispensa.

- Riscoprite il piacere della cucina! Mangiare prodotti fatti in casa è l'unico modo per sapere con sicurezza cosa c'è realmente nel vostro piatto. Vedrete che, col tempo, svilupperete un istinto naturale per gli alimenti che fanno bene alla salute.

## Vitamine, microelementi e minerali

Assicurare al nostro organismo un apporto sufficiente di vitamine e minerali dovrebbe essere sempre un'ovvia priorità, perché solo un corpo che riceve tutte le sostanze di cui ha bisogno è in grado di contrastare in maniera adeguata contaminazioni o malattie e di provvedere al meglio alla disintossicazione. Eventuali carenze dovrebbero essere immediatamente accertate e risolte. Se vi alimentate in maniera sana, comunque, prima o

**La vitamina C: spesso carente!**
Dai test che svolgo nel mio studio risulta spessissimo una forte carenza di vitamina C, persino nei pazienti che assumono preparati misti con l'intenzione di rifornirsi del necessario in maniera "equilibrata". Ma imbottirsi di tutto il possibile immaginabile non basta a prevenire carenze. Anzi, può addirittura causare squilibri, perché magari va a finire che si introducono certe sostanze in eccesso. È impressionante il numero di pazienti che assumono quantità spropositate di integratori alimentari, prodotti per depurare il sangue e regolarizzare l'intestino o mille altre fantasiose invenzioni offerte dal mercato. C'è chi spende migliaia di euro per niente. Piuttosto, investite questi soldi nell'acquisto di alimenti sani e di qualità, provenienti da coltivazioni biologiche, così assumerete le sostanze nutritive in una combinazione equilibrata (garantita dalla natura!) e perfetta per il vostro corpo.

**Ostacoli alla disintossicazione**
I farmaci menzionati e le sostanze contenute nel pompelmo bloccano il citocromo P450, un importante sistema di disintossicazione endogeno che tra i suoi compiti fondamentali provvede a demolire le sostanze estranee e contribuisce alla produzione di ormoni (steroidi) e vitamina D3. Se il citocromo P450 è bloccato e la demolizione delle sostanze estranee rallenta o viene interrotta, la situazione del paziente può subire un notevole peggioramento.

poi il bisogno di integratori, vitamine e simili diminuirà o sparirà del tutto.

A livello terapeutico esistono due modi per stabilire se ci sia una carenza o un eccesso di vitamine, minerali e microelementi.

1) Attraverso le cosiddette "analisi del sangue intero" è possibile ottenere una diagnosi molto precisa in merito alle sostanze essenziali presenti nel corpo. In genere quelli che chiamiamo "esami del sangue" in realtà sono analisi del siero (il risultato del processo di coagulazione del sangue, senza la parte corpuscolata) e per il nostro obiettivo non hanno molta utilità, perché non ci dicono nulla sulle sostanze effettivamente disponibili nelle cellule. Con l'analisi del sangue intero, invece, si ottengono dati sull'effettivo contenuto di queste sostanze nel sangue (siero e cellule insieme).

2) Il test effettuato sulle singole sostanze mediante elettroagopuntura o biorisonanza permette di raccogliere informazioni sulla carenza o l'eccesso di vitamine e altri elementi. Per capire di cosa abbia bisogno veramente ogni singolo paziente è fondamentale analizzare la situazione complessiva, esaminando anche il suo stile di vita e tutto il resto.

## Farmaci che possono compromettere la disintossicazione

Molti pazienti contaminati da metalli pesanti assumono farmaci che possono ostacolare fortemente o rendere quasi impossibile la disintossicazione. Tra questi, vari antidepressivi (principio attivo: fluoxetina). Anche le sostanze contenute nel pompelmo impediscono la disintossicazione, quindi durante il trattamento sarebbe bene evitare di mangiare pompelmi o prodotti a base di questo agrume.

# B

PARTE B

# MALATTIE CRONICHE COME CONSEGUENZA DELLA CONTAMINAZIONE DA MERCURIO E POSSIBILI APPROCCI TERAPEUTICI

# 10 Rimuovere le cause, non trattare i sintomi!

Si può guarire da quasi tutte le malattie, se riusciamo a riconoscerne le cause e a rimuoverle. Meglio ancora sarebbe se le malattie non esistessero affatto. La medicina tradizionale è capace, oggi, di individuare le cause delle varie patologie o di impedirne l'insorgere? In molti casi no.

Anzi, a volte viene il sospetto che non lo voglia nemmeno, perché in fondo i medici e le cliniche vivono grazie alle malattie delle persone, non certo grazie alla loro salute!

Ogni anno, solo per fare un esempio, si spendono somme incredibili per le malattie del sistema cardiocircolatorio, eppure nessun paziente guarisce: circa il quaranta per cento delle persone colpite da infarto muore entro dodici mesi. Chi riesce a sopravvivere deve fare i conti con le conseguenze dell'evento e sottoporsi a una terapia lunga e costosa, girando come una trottola fra cliniche, centri di riabilitazione e ambulatori. Così, però, si interviene solamente sui sintomi. Si "tratta" il malato senza guarirlo.

E il giro d'affari è tale che c'è da chiedersi chi mai sarebbe disposto a guarire per sempre i propri pazienti, perdendoli definitivamente... O ancora: vi sembra verosimile che un medico speri di non averne proprio, pazienti?

Non fraintendetemi, sono domande provocatorie! Non voglio prendermela con singoli medici o cliniche, al contrario: so che molti fra quelli che hanno scelto con entusiasmo una professione nell'ambito medico sono frustrati per le condizioni in cui si trovano a lavorare ogni giorno e perché non possono seguire strade alternative.

Dalla politica non c'è da aspettarsi nulla, perché gli interessi in gioco sono troppi e quindi tutti (associazioni, partiti e non da ultime le case farmaceutiche quotate in borsa) fanno finta di non sapere, assicurandosi solo di avere la propria fetta di guadagno.

> "Il medicinale può avere effetti collaterali anche gravi. Leggete attentamente il foglietto illustrativo e in caso di dubbi chiedete al vostro medico o farmacista", ci dicono. Già, peccato solo che a subirli in prima persona, i rischi e gli effetti collaterali, siamo noi pazienti!

Ci vorrebbe una rivoluzione: bisognerebbe smetterla con le terapie che prevedono diagnosi su diagnosi e alla fine si limitano al trattamento dei sintomi con farmaci costosissimi. Bisognerebbe occuparsi della prevenzione, e farlo in maniera rigorosa. Il che vuol dire anche trasmettere il sapere: la salute è un problema di informazione! Molti non si domandano se i loro comportamenti e stili di vita facciano bene o male, è vero. Ma dovrebbero cambiare approccio anche quelli che, invece, si considerano persone consapevoli e attente alla propria salute: basta con gli interventi "riparativi" (secondo il principio: "Vado dal medico quando c'è qualcosa che non va...") e con l'idea che il dottore abbia la bacchetta magica e possa risolvere qualsiasi problema. Non è così che funziona! Ognuno dev'essere chiamato a rispondere in prima persona della propria salute e ad assumersi la responsabilità delle proprie azioni.

Tuttavia prevedo che non succederà niente. Finché non si spezzerà il meccanismo che ho descritto sopra e i malati faranno guadagnare più delle persone sane, rimarrà tutto così com'è. E finché non si smetterà di promuovere una medicina "riparativa e sostitutiva", nemmeno le persone (ancora) in salute cambieranno alcunché.

Ma è dalle persone malate, da chi già soffre e non trova sostegno nella medicina tradizionale, che può venire la spinta al cambiamento! Loro sanno fin troppo bene che la medicina tradizionale tratta solo i sintomi e le malattie, disinteressandosi delle cause (che invece dovrebbero essere cercate nello stile di vita e nell'ambiente, per poi rimuoverle con la collaborazione attiva dei pazienti). Lo so, quella che vi propongo non è la via più rapida e nemmeno la più breve, ma è l'unica strada che possiamo percorrere, se vogliamo mantenerci in salute!

**L'iceberg**

La parte visibile di un iceberg è molto, molto più piccola di quella che si nasconde sotto acqua.

La massa principale di un iceberg è nascosta sotto la superficie del mare e ciò che appare all'osservatore non è che una piccola porzione di ghiaccio. È un po' quello che succede in molte malattie e distur-

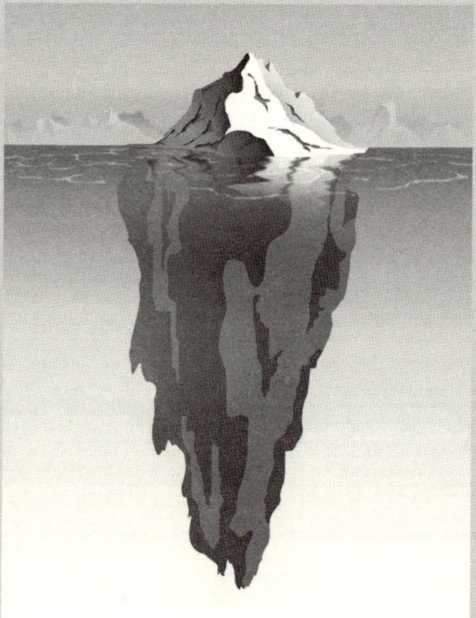

bi, soprattutto cronici: i sintomi non sono altro che la punta visibile, mentre la parte più grande è nascosta. In altri termini, le vere cause della malattia sono molto più profonde e non è facile riconoscerle al primo sguardo. Trattare esclusivamente i sintomi sarebbe come pensare di eliminare un iceberg rimuovendo solo ciò che si vede: il grosso dell'iceberg rimane intatto e dopo qualche tempo una nuova punta affiorerà dal mare, magari un po' più in là. Nasceranno nuovi sintomi, forse di natura completamente diversa rispetto a quelli che si erano manifestati all'inizio.

Per restare nella metafora: è quando si conoscono la composizione e le dimensioni della parte sommersa, che si può cominciare a lavorare sul serio. L'iceberg deve essere sciolto, se possibile senza generare situazioni di rischio, cioè effetti collaterali. Dev'essere trasportato con molta cautela "in acque più calde", dove potrà "disfarsi a poco a poco" in condizioni controllate.

Va detto, però, che la medicina convenzionale non è l'unica a limitarsi al mero trattamento dei sintomi. Purtroppo anche parecchi naturopati agiscono in questo modo: anziché cercare le cause e rimuoverle, non fanno altro che "combattere" i sintomi, seppure con mezzi diversi rispetto alla medicina tradizionale. È una tendenza talmente diffusa che molti terapeuti non si pongono nemmeno il problema di guardare cosa si nasconda sotto la superficie. Anch'io mi trovo spesso a confrontarmi con colleghi che adottano questo approccio.

Certo, bisogna ammettere che in molti casi la ricerca delle cause è un processo complicato. E lo è ancora di più rimuoverle.

Ecco come bisognerebbe procedere: il complesso dei sintomi dà al terapeuta esperto i primi indizi sulle possibili cause, a partire dai quali si eseguono indagini approfondite. La diagnosi dovrà fondarsi su una visione d'insieme il più possibile completa: sarà il frutto dell'anamnesi e delle opportune visite, e terrà in considerazione anche la personalità del paziente. Nel caso della contaminazione da amalgama, le rilevazioni bioenergetiche e le analisi di laboratorio focalizzate sui metalli pesanti non bastano (se ci fermassimo qui, cadremmo di nuovo nel mero trattamento dei sintomi); bisogna esaminare soprattutto le malattie derivate (allergie, squilibri ormonali, disturbi digestivi eccetera). In breve, la ricerca e il trattamento delle malattie e dei disturbi di cui parleremo nei prossimi capitoli devono sempre essere accompagnate dall'indagine sulle cause del problema.

Quando finalmente avrete una diagnosi, essa dovrà trovare conferma nelle prime misure terapeutiche. Se il paziente reagisce positivamente, si può cominciare con la vera e propria terapia delle malattie derivate. Tutti questi sforzi porteranno a un risultato positivo solo se la rimozione dei metalli pesanti e la disintossicazione sono già state eseguite in maniera ottimale.

# 11 Allergie

Nel mondo le allergie sono in continuo aumento. Ormai è un problema che riguarda moltissime persone, adulti e bambini. A volte succede che individui apparentemente sanissimi sviluppino allergie all'improvviso. A mio parere anche la dermatite atopica e la colite ulcerosa, un'infiammazione intestinale, sono malattie allergiche, benché per certi versi rappresentino dei casi particolari.

Prima di occuparci dei vari tipi di allergia e delle loro cause, bisogna chiarire che cosa si intenda con questo concetto.

Il termine "allergia" fu coniato più di un secolo fa dall'allora famoso pediatra austriaco Clemens von Pirquet, che definì l'allergia come una

> *"...alterazione nel modo in cui si reagisce a una sostanza contro cui in precedenza c'è stata una sensibilizzazione".*
>
> — Clemens von Pirquet

**Le immunoglobuline**

Nel 1964 ci si accorse che esisteva un legame fra l'aumento di determinati anticorpi nel sangue (immunoglobuline E, IgE) e le reazioni allergiche. La scoperta alimentò la speranza che, basandosi su questo valore, si potesse finalmente diagnosticare in maniera inequivocabile la presenza di allergie. Purtroppo il sogno non si tradusse in realtà. Se resta confermato che negli allergici si riscontrano alti valori di IgE nel sangue, non per forza la presenza di un anticorpo è indice di un'allergia. Basti pensare che, da uno studio svolto su cinquemila persone scelte a caso e prive di sintomi, risultò che un terzo di loro mostrava reazioni positive al patch test (vedi p. 60), pur non presentando sintomi allergici.

La medicina considera questa definizione ancora valida. Ma da quando l'argomento è diventato di dominio pubblico, il concetto di allergia si è fatto sempre meno preciso e oggi nel linguaggio comune viene usato per riferirsi indifferentemente a qualsiasi fenomeno di ipersensibilità, intolleranza o rifiuto.

Per quanto mi riguarda, mi attengo alla definizione classica di Pirquet e penso anche che bisognerebbe concentrarsi sugli aspetti tipici delle patologie di natura allergica, senza avere la pretesa di trovare una qualche forma di prova certa e inconfutabile nel sangue.

**Classificazione delle allergie**

Esistono vari tipi di allergie. Per distinguerle si possono usare criteri diversi, come mostrano queste classificazioni.

- Allergie acute e croniche
  Allergie acute: le reazioni allergiche compaiono a contatto con l'allergene e poi spariscono del tutto. Per esempio: il raffreddore da fieno si manifesta solo in concomitanza con la fioritura degli alberi, quando nell'aria c'è polline di betulla, mentre in tutti gli altri mesi dell'anno non compare alcun sintomo.
  Allergie croniche: la reazione allergica non è collegata direttamente a un allergene. I sintomi si presentano indipendentemente dal contatto con la sostanza. Nella maggior parte dei casi, questa forma compare se un'allergia acuta non è stata curata in maniera corretta o è stata trascurata per molto tempo.

- Allergie immediate e ritardate
  Allergie immediate: le reazioni allergiche si manifestano subito, appena avviene il contatto con l'allergene.
  Allergie ritardate: le reazioni allergiche si presentano a distanza di ore o giorni dal contatto con l'allergene. Questa classificazione non tiene conto se i sintomi persistono o se scompaiono completamente.

- Classificazione delle allergie a seconda dell'allergene (allergie ai pollini, allergie alimentari eccetera). Le varie allergie, per esempio un'allergia alimentare, possono essere a loro volta acute o croniche, immediate o ritardate.

## Che cosa propone la medicina tradizionale contro le allergie?

Fra i sostenitori della medicina tradizionale c'è chi aggiunge alla ricerca specifica delle immunoglobuline E (IgE) nel sangue anche la caccia alle immunoglobuline G (IgG), nella speranza che la loro presenza permetta di capire quali sono gli allergeni responsabili dei sintomi. Fatto ciò, molti pazienti se ne tornano a casa con elenchi infiniti di sostanze da eliminare dalla dieta perché a quanto pare non tollerate, col risultato che la loro vita si trasforma in un complicatissimo slalom fra gli alimenti vietati.

La medicina tradizionale ricorre per prima cosa al test epicutaneo (o patch test, vedi p. 60) o alle analisi del sangue (determinazione degli anticorpi) per cercare indizi sul tipo di allergie presenti. In alternativa si effettuano i cosiddetti test di provocazione, da svolgersi sotto sorveglianza medica: per esempio si spruzza l'allergene nel naso. Non è difficile capire che un procedimento del genere può non solo risultare fastidioso, ma anche esporre il paziente a situazioni di rischio.

Dopo i test, ai pazienti viene chiesto di evitare le sostanze diagnosticate come "positive", ma spesso questa strategia non porta alcun miglioramento. A breve termine può succedere che i sintomi sembrino regredire, ma la causa della tendenza all'allergia rimane e prima o poi il corpo manifesterà una reazione a qualche altra sostanza: è solo questione di tempo. Soprattutto nel caso delle allergie alimentari, a volte le analisi del sangue (IgE e IgG) danno risultati che sfiorano l'assurdo: capita che, se il test evidenzia la presenza di queste immunoglobuline, il paziente si senta dire che è allergico alla maggior parte degli alimenti più comuni (grano, latte e latticini, uova, lievito, noci, vari tipi di frutta e verdura, pesci, crostacei e molluschi marini, carne) e che d'ora in poi dovrà evitarli assolutamente. Siccome non è possibile, gli si suggerisce una dieta a rotazione, che prevede di non assumere più quegli alimenti quotidianamente, ma solo una volta ogni tre o quattro giorni. Dato però che la reazione allergica può cominciare anche a distanza di ore o giorni e durare parecchio, questa complicatissima dieta ha poche chance di dare risultati positivi, e nessuna di portare alla guarigione.

Un altro consiglio tipico da parte dei medici è di limitarsi a mangiare, per un certo tempo, solo quei pochi alimenti che la persona tollera con certezza, finché non scompaiono tutti i sintomi. Dopodiché si reintroduce nella dieta un "nuovo" alimento e si aspetta di vedere se compare qualche sintomo. In caso negativo, il paziente può allungare la lista degli alimenti tollerati e continuare a mangiare il cibo reintrodotto, aggiungendone poi un secondo e così via. Questi regimi alimentari vengono chiamati "diete per esclusione". Richiedono una notevole dose di disciplina e un'estrema acutezza di osservazione da parte del paziente, che deve registrare scrupolosamente quali sintomi compaiono e quando.

Il successo di queste diete dipende da due cose: bisogna conoscere tutti gli allergeni e osservare la dieta con il massimo rigore. A volte i sintomi scompaiono, ma c'è sempre il pericolo che l'allergia si ripresenti in seguito a un errore nella dieta (per mancanza di disciplina oppure per l'acquisto di un prodotto che non si conosce, per informazioni non corrette, in occasione di pranzi o cene al ristorante eccetera). Il regime ferreo e la paura perenne di sbagliare sono spesso causa di grande disagio. E poi va detto chiaro e tondo che i test e le diete non sono una terapia, ma una forma di "management della malattia" che insegna a convivere con le allergie, ma non le elimina dalla vita delle persone.

Altri approcci di medicina tradizionale prevedono l'impiego di appositi farmaci, gli antiallergici. I tipi principali sono:

- Corticosteroidi: svolgono un'azione specifica e una non specifica. Ci vuole qualche ora prima che facciano effetto. Una terapia di lunga durata comporta dei rischi.
- Stabilizzatori di membrana a livello dei mastociti: stabilizzando i mastociti, impediscono il rilascio di istamina. Se assunti con qualche giorno di anticipo rispetto al momento in cui si prevede lo scoppio dell'allergia, hanno una buona efficacia. Quando riescono a svolgere perfettamente la loro funzione, bloccano non solo i sintomi precoci acuti, ma anche i sintomi infiammatori della fase tardiva. La maggior parte dei preparati contiene il principio attivo dell'acido cromoglicico.
- Antistaminici: si tratta di farmaci che inibiscono l'effetto dell'istamina, in quanto contengono recettori a cui essa tende a legarsi.

Questi farmaci reprimono i sintomi delle allergie, ma non risparmiano ai pazienti gli effetti collaterali dei princìpi attivi di origine chimica. Gli esiti di una terapia farmacologica, inoltre, sono estremamente variabili e i farmaci non rimuovono le cause del disturbo, quindi è molto probabile che in futuro compaiano nuovi sintomi o fenomeni allergici. Un'altra via

**Istamina**
L'istamina è un ormone tissutale, presente in tutti i tessuti del corpo umano. Si trova in grandi quantità soprattutto nei polmoni, nella pelle e nel tratto gastrointestinale. Viene immagazzinata nei cosiddetti mastociti e leucociti basofili. Se nel corpo penetrano degli antigeni, le cellule rilasciano istamina e si scatena la reazione allergica, che si manifesta con arrossamento, prurito, gonfiore eccetera.

suggerita dalla medicina tradizionale è l'iposensibilizzazione o desensibilizzazione. Dopo un periodo in cui il paziente ha evitato rigorosamente l'allergene, esso gli viene somministrato in quantità dapprima minima e via via crescente. In questo modo il corpo dovrebbe riabituarsi a tollerarlo. Il risultato, però, lascia spesso a desiderare. In presenza di più allergie non è raro che la situazione del paziente addirittura peggiori.

Ricapitolando: il miglior risultato che si può ottenere con la medicina tradizionale è una più o meno grande libertà dai sintomi, ma non si riesce a curare la causa dell'allergia. Milioni di persone lo sanno fin troppo bene: nonostante i vari, costosi, fastidiosi tentativi di diagnosi e terapia, spesso non esenti da rischi, per anni e anni la guarigione rimane un miraggio.

## Cosa propone la medicina alternativa?

Le medicine alternative e la naturopatia adottano punti di vista e approcci terapeutici completamente diversi. Partono infatti dal presupposto che il mondo in cui oggi viviamo non sia più quello per cui siamo stati creati. La nostra naturale capacità di adattamento è esaurita da tempo, oggi ci viene chiesto troppo. Siamo esposti a una moltitudine di situazioni e sostanze inquinanti contro cui la natura non ci ha dotato di meccanismi adattativi. E va sempre peggio, perché la quantità di fattori di stress di origine chimica, alimentare, fisica e psichica cui siamo esposti aumenta costantemente. È inevitabile che l'organismo reagisca con malattie e allergie!

Detto questo, quali sono le diagnosi e le terapie alternative? Tanto per cominciare, serve un tipo di test che permetta di stabilire con certezza se il corpo abbia una reazione positiva o negativa a un allergene; poi ci vuole una cura che riporti alla normalità le reazioni alterate dell'organismo.

Ogni sistema, quindi ogni organismo vivente e ogni essere umano, oltre a un aspetto chimico-materiale possiede anche un preciso codice fisico legato solo ed esclusivamente a quel singolo sistema, un codice in forma di vibrazioni. Fondamentalmente, tutto ciò che nel nostro organismo funziona a livello materiale è governato da questa "informazione-vibrazione" superiore, fisica. Da questo livello provengono gli impulsi che ci dicono quali processi devono essere avviati, proseguiti o conclusi a livello materiale, e come tutto ciò debba avvenire. Applicando questo principio all'ambito delle allergie, se ne deduce che nel sistema di vibrazione della persona allergica deve essere presente una sorta di "marchio" biofisico, un'informazione consolidata secondo la quale lo spettro di vibrazione di una determinata sostanza viene registrato come "allergene", come qualcosa che provoca reazioni allergiche. Una volta formato, lo specifico marchio di allergia rimane impresso nel corpo, ma resta inattivo finché non si verifica il contatto con l'allergene. Una persona può avere molti "marchi" diversi.

Non tutti hanno la tendenza a sviluppare allergie, ossia a formare simili "marchi di vibrazione". Sembra che, almeno in parte, entrino in gioco fattori ereditari.

Immagino che a scuola vi abbiano insegnato che una vibrazione fisica può essere misurata; bene, può anche essere neutralizzata per mezzo di una vibrazione contrapposta. È questo il principio che sta alla base della diagnostica oggettiva e delle terapie contro le allergie proposte dalle medicine alternative: con l'elettroagopuntura misuriamo il "marchio di vibrazione", cioè l'informazione che governa la reazione allergica, e per mezzo della biorisonanza la "cancelliamo" con una vibrazione esattamente opposta a quella dell'allergene. L'obiettivo è fare in modo che dal livello di comando non provengano più gli impulsi che provocano i sintomi allergici. La biorisonanza riporta alla normalità non i sintomi, ma la fonte da cui hanno origine gli ordini trasmessi all'organismo.

Per il successo della cura, però, è necessario anche scaricare il corpo da tutto ciò che influenza negativamente questo livello di comando. Può trattarsi di veleni, per esempio l'amalgama, ma anche di campi di disturbo come denti devitalizzati, che hanno subito un trattamento canalare, oppure cicatrici, o ancora l'elettrosmog, geopatie, e non da ultimo lo stress psichico.

## Allergie acute

Le reazioni allergiche acute, anche quelle alimentari, possono essere causate da così tante sostanze e avere effetti talmente diversi nel corpo, che di fatto quasi ogni sintomo dovrebbe essere considerato come possibile segnale di un'allergia. Qui sotto trovate un elenco dei sintomi più frequenti.

| | |
|---|---|
| A livello generale | Stanchezza, scarso rendimento, brividi, vertigini, cefalee ed emicrania, oscillazioni di peso |
| Pelle | Eruzioni cutanee, prurito, dermatite atopica di varia gravità |
| Mucose | Raffreddore da fieno, starnuti, congiuntivite, bruciore agli occhi, tosse, bronchite spastica, asma bronchiale |
| Tratto gastrointestinale | Infiammazioni gastrointestinali, diarrea (in caso di allergie alimentari acute gli attacchi a volte sono molto violenti e possono verificarsi subito dopo aver mangiato), frequenti sono anche un forte bruciore in bocca o nella trachea dopo il contatto con l'allergene o la sua assunzione, oppure la presenza di ponfi ed eruzioni cutanee in bocca dopo aver mangiato, bruciore e dolori allo stomaco, dolori ipogastrici, meteorismo e senso di pienezza, con possibili disturbi cardiaci, infiammazioni intestinali |

| | |
|---|---|
| Circolazione sanguigna | Sbalzi di pressione, perdita dei sensi, tachicardia |
| Muscoli e articolazioni | Dolori muscolari, disturbi reumatici |
| Psiche | Stati depressivi, inquietudine interiore, confusione, stordimento, crisi di ansia e panico, aggressività, iperattività nei bambini |

Una terapia alternativa efficace contro le allergie dev'essere condotta in questa maniera.

Per prima cosa bisogna combattere i sintomi dell'allergia acuta, in modo da migliorare la qualità della vita del paziente. La terapia prevede che si pratichi la biorisonanza e, in caso di allergia alimentare, che si eviti l'allergene; in presenza di forti disturbi, è possibile ricorrere ad antiallergici che non necessitano di prescrizione medica, ma solo per brevi periodi, fintantoché la biorisonanza non comincia a fare effetto.

In parallelo bisognerebbe fin da subito evitare con cura e rimuovere tutte le fonti di esposizione (ai metalli pesanti).

Il terzo passo è la disintossicazione vera e propria. Spesso molte allergie se ne vanno già da sole riducendo l'esposizione.

E al quarto posto c'è la biorisonanza per la terapia delle allergie rimaste. Se sono presenti molte allergie, non bisognerebbe lavorare con più allergeni contemporaneamente, bensì trattarli uno dopo l'altro. Unica eccezione, l'allergia ai pollini. Si possono sottoporre a terapia al massimo quattro allergeni di fila, poi bisogna fare una pausa, interrompendo il trattamento per almeno un giorno prima della seduta successiva. È difficile, in realtà, evitare del tutto l'allergene, e mentre si esegue il trattamento con la biorisonanza non è nemmeno necessario.

## Allergie croniche

Si tratta soprattutto di allergie alimentari. I sintomi sono talmente vari che, senza una certa esperienza, è molto difficile capire se i disturbi siano davvero scatenati da una reazione allergica; d'altro canto, non necessariamente esiste un nesso inequivocabile fra i disturbi denunciati dal paziente e l'assunzione di un determinato alimento. I sintomi quindi sono spesso classificati come "funzionali" e il paziente viene etichettato da molti medici come "psicosomatico", come una persona labile, depressa o addirittura con tendenze maniacali. Insomma, come un "caso disperato".

I disturbi possono creare un grandissimo disagio, e la persona a volte è fortemente limitata nella sua vita quotidiana. Sintomi tipici di un'allergia alimentare cronica sono:

| | |
|---|---|
| A livello generale | Stanchezza, scarso rendimento, brividi, vertigini |
| Tratto gastrointestinale | Bruciore, prurito, rigonfiamenti nel cavo orofaringeo, bruciore e dolori allo stomaco, diarrea (a volte gli attacchi sono molto violenti e possono verificarsi poco dopo l'assunzione dell'alimento), infiammazioni del tratto gastrointestinale, morbo di Crohn e colite ulcerosa, ma anche diverticoliti ricorrenti e dolori ipogastrici |
| Organi respiratori | Asma bronchiale cronico, bronchite spastica ricorrente |
| Pelle | Eczemi cronici, dermatite atopica, prurito |
| Mucose | Raffreddore, tosse, asma |

| | |
|---|---|
| Psiche | Esaurimento cronico, stati depressivi, stordimento, crisi di ansia e panico, aggressività, iperattività nei bambini |
| Circolazione sanguigna | Sbalzi di pressione, perdita dei sensi, tachicardia, irregolarità del battito cardiaco |
| Vescica, reni | Urgenza di urinare, vescica irritabile |
| Muscoli e articolazioni | Dolori muscolari, sintomi reumatici |

Qui non si parla più di reazioni acute a determinati allergeni, ma degli effetti profondi delle allergie a sostanze con cui il corpo è a contatto più o meno sempre. Il concetto di "allergia cronica", a mio parere, descrive perfettamente la realtà dei fatti: è una presenza costante nella vita delle persone.

Le allergie "croniche" sorgono spesso già nella prima infanzia in seguito alla sensibilizzazione a un alimento di base assunto spesso, se non quotidianamente, oppure a una sostanza presente nel corpo, come per esempio il mercurio, che in un certo senso funge da fattore scatenante della tendenza alla sensibilizzazione. Poiché il contatto con l'allergene è costante, i fenomeni sono quasi sempre mascherati: in genere, cioè, non si riesce a riconoscere un nesso diretto tra i sintomi e le allergie.

La prima proteina esterna con cui un neonato viene a contatto, nella nostra cultura, di norma è il latte vaccino. La seconda è la farina, che in forme diverse è una componente dell'alimentazione di molti bambini, e dal compimento del primo anno di età diventa uno degli alimenti di base più importanti. Le uova di gallina, che a causa dei risultati positivi dei test spesso sono considerate causa di allergie, secondo la mia esperienza provocano raramente disturbi significativi. Molti hanno formato anticorpi specifici contro le uova, il che spiega i risultati positivi nei test, ma sono in pochi a sviluppare davvero sintomi allergici rilevanti. È interessante notare che la carne non provoca quasi mai reazioni allergiche.

Al giorno d'oggi il latte vaccino e la farina sono senza dubbio gli alimenti che originano le allergie più forti. Di fatto sono gli unici che assumiamo tutti i giorni, fin dalla primissima infanzia. E di conseguenza sono frequenti anche i problemi che essi provocano, solo che in genere non è facile riconoscerli per ciò che sono, cioè allergie.

Sembra un paradosso che, nonostante imponenti e costosi programmi di ricerca su malattie come la dermatite atopica, la colite e altro ancora, la medicina tradizionale non sempre le riconosca come manifestazioni di un'allergia. Il motivo principale è senza dubbio l'inadeguatezza dei metodi classici di test adoperati per diagnosticare le allergie alimentari. Se danno un risultato negativo, si ritiene inutile eseguire altri approfondimenti, e senza pensarci troppo si esclude la possibilità che all'origine del disturbo ci sia un'allergia.

Perché è tanto difficile individuare le vere cause delle allergie croniche? L'ostacolo maggiore è dato dal cosiddetto "mascheramento".

**Il mascheramento**

"Mascheramento" è un'azzeccatissima espressione coniata da Herbert Rinkel, un medico americano che conobbe sulla propria pelle gli effetti drammatici di questo fenomeno.

Quando studiava medicina, Rinkel non aveva molti mezzi economici e per anni si nutrì praticamente solo delle uova che il padre gli spediva dalla sua fattoria nel Kansas, in modo da ridurre un po' le spese. In quegli anni Rinkel si ammalò:

producevа tantissimo catarro nasale, un'incredibile quantità di muco.

Per caso gli capitò fra le mani una pubblicazione sulle allergie alimentari e gli venne spontaneo domandarsi se la causa di quel suo fastidioso disturbo cronico non potesse essere proprio un'allergia. La prima cosa a cui pensò furono ovviamente le uova e decise di fare un esperimento: ne mangiò sei, uno dopo l'altro, quasi senza tirare il fiato, e rimase in attesa. Si aspettava una reazione acuta, invece non successe niente, anzi: si sentiva meglio del solito. Deluso e rassegnato, lasciò perdere. A distanza di quattro anni, quando cominciò a occuparsi più intensamente di allergie, fece un altro tentativo: questa volta eliminò le uova dalla dieta. Dopo qualche giorno notò un evidente miglioramento delle sue condizioni di salute.

Al quinto giorno senza uova Rinkel compiva gli anni, e come sempre la moglie gli preparò una torta fatta in casa. Poco dopo averla assaggiata, Rinkel svenne e rimase privo di sensi per parecchi minuti. Ripresosi, pensò di "aver avuto una reazione acuta a qualche ingrediente" contenuto nella torta. La moglie gli disse che aveva messo tre uova nell'impasto. Rinkel ne dedusse che i cinque giorni di totale astinenza dalle uova lo avevano reso talmente sensibile che la quantità minuscola presente nel dolce era bastata a scatenare quella violenta reazione allergica.

Quest'idea gli parve affascinante, perciò ripeté il tentativo: per cinque giorni evitò le uova, al quinto ne mangiò una piccola quantità ed ebbe la stessa reazione. A partire dalla sua esperienza personale, elaborò un metodo per verificare le allergie alimentari mascherate: per otto anni fece ai suoi pazienti più di ventimila test alimentari e alla fine pubblicò i risultati delle sue ricerche, assolutamente convincenti. Era il 1944. Eppure la medicina tradizionale continua a rifiutarsi di approfondire il tema delle allergie croniche e "mascherate".

Rinkel definì così il fenomeno del mascheramento:

*"Se qualcuno assume un alimento tutti i giorni o quasi, può darsi che proprio quel cibo sia la causa dei suoi sintomi. Solo che, in genere, dopo averlo consumato ci si sente addirittura meglio. Difficilmente, quindi, al paziente verrà il sospetto di essere allergico".*

Il "mascheramento" fa sì che i sintomi si indeboliscano o scompaiano del tutto se il paziente assume l'allergene continuativamente o con interruzioni molto brevi (di tre giorni al massimo).

In pratica le allergie croniche non vengono riconosciute subito come reazioni di natura alimentare, né dal paziente né dal medico. L'anamnesi accurata svolta con il paziente continua a essere lo strumento principale a supporto della diagnosi di allergia alimentare (a seconda degli autori, pare che venga adoperata in una percentuale che va dal cinquanta all'ottanta per cento dei casi), ma è ovvio, come abbiamo visto, che anche il terapeuta più scrupoloso potrà rilevare soltanto le forme di allergia acuta riconosciute dal paziente. Le forme croniche, molto più importanti, rimangono nascoste, finché il paziente o il terapeuta, consapevolmente o meno, non riescono a smascherarle.

Il contatto costante con l'allergene espone il paziente a una contaminazione perenne. La gravità dei sintomi dipende in larga misura da quanto l'organismo riesce a compensare lo stress permanente. Qualsiasi problema aggiuntivo, di natura sia fisica sia psicologica (malattie nel senso più ampio del termine, intossicazioni, geopatie o focus dentali, ma anche tensioni di carattere psichico o situazioni di conflitto), provoca un'acutizzazione o il peggioramento dei sintomi. Viceversa, e molti pazienti lo sanno benissimo, i sintomi migliorano decisamente nei periodi in cui si è più rilassati, per esempio in vacanza. Il relax produce effetti benefici e tranquillizzanti. Una terapia efficace, però, è possibile solo se la causa della malattia viene riconosciuta e trattata.

Il rischio delle allergie croniche è la progressiva autonomizzazione dei sintomi: essi cioè cominciano a comparire indipendentemente dalla presenza dell'allergene. E questo segna il destino di quei pazienti ai quali non viene riconosciuta un'allergia cronica e che quindi non vengono sottoposti alla giusta terapia.

**Le allergie si possono curare!**
Le allergie croniche hanno un peso notevole non solo nella vita del singolo paziente, ma per tutta la medicina. Malattie tanto frequenti e difficili come la dermatite atopica, l'asma "endogeno" e la colite ulcerosa sono indubbiamente causate, secondo il mio giudizio, dai meccanismi cronico-allergici qui descritti. Non si tratta di un destino ineluttabile a cui bisogna rassegnarsi, ma di patologie di natura allergica, assolutamente curabili. Raggiungere questo obiettivo (il successo nella cura di una malattia finora trattata al massimo a livello sintomatico, ma contro la quale non si riusciva fare molto di più) richiede allo stesso tempo competenza e capacità di aspettare con fiducia, da parte sia del terapeuta sia del paziente. Già solo la consapevolezza che esiste un percorso terapeutico efficace rappresenta quasi sempre uno stimolo potente per affrontare con determinazione difficoltà e ricadute.

Oltre alle classiche malattie come la dermatite atopica, l'asma e la colite, esistono molti altri tipi di disturbi allergici cronici, riconoscibili solo per mezzo di un adeguato test biofisico. Nella maggior parte dei casi il paziente non ne è consapevole, ma essi possono rappresentare la base per lo sviluppo di altre allergie acute. L'esperienza dimostra che nei pazienti multiallergici tutto parte perlopiù da un'allergia cronica riconducibile alla prima infanzia e rimasta almeno in parte asintomatica. La rimozione di questo meccanismo centrale, che avviene portando alla luce e trattando il disturbo allergico cronico, spesso rappresenta una svolta decisiva: alcune allergie acute scompaiono da sé, o comunque possono essere curate meglio.

La terapia delle allergie alimentari croniche prevede:

- la rimozione completa delle contaminazioni chimiche e da metalli pesanti;
- una terapia volta all'eliminazione dei sintomi che causano stress, condotta parallelamente alla disintossicazione: essa produce spesso un notevole miglioramento delle condizioni del paziente;
- che si eviti rigorosamente l'allergene;
- la biorisonanza per trattare l'allergia: mai trattare diverse allergie alimentari nello stesso tempo, ma sempre una alla volta; si può procedere con una nuova allergia solo se si è certi di aver eliminato la precedente. La durata del trattamento può variare molto, ma siccome cresce il numero di sostanze nocive cui siamo esposti, le terapie tendono a essere sempre più lunghe.

## Reazioni pseudoallergiche e incompatibilità

Le allergie croniche tendono spesso a essere confuse con "reazioni pseudoallergiche", che dipendono dalla quantità di sostanza con cui veniamo a contatto o da semplice "incompatibilità". La "vera" allergia è una reazione al codice biofisico specifico di una determinata sostanza, e la quantità dell'allergene non conta. È un fenomeno qualitativo, che si scatena al contatto con una quantità anche minima di allergene; in certe condizioni basta addirittura la semplice informazione-vibrazione immateriale della sostanza. La "pseudoallergia" e l'"intolleranza" presentano sintomi molto simili a quelli delle reazioni allergiche, ma diversamente dalle "vere" allergie sono legate alla quantità. Non sono cioè fenomeni immunologico-qualitativi: perché i sintomi si presentino, bisogna superare una certa soglia. A determinare l'insorgere o meno di una reazione pseudoallergica sono la sensibilità individuale del paziente e la quantità totale di allergene con cui si viene a contatto.

## Reazioni di intolleranza

Per completezza accenniamo a un altro tema. Fra le cause conosciute delle intolleranze ci sono, oltre alle reazioni allergiche o pseudoallergiche viste sopra, anche: l'incapacità di digerire completamente determinati alimenti a causa della carenza di determinati enzimi; la reazione all'istamina naturalmente presente negli alimenti (oppure dovuta alla conservazione e all'affumicatura); la reazione alle sostanze alimentari che rilasciano istamina.

Alcuni alimenti sono ricchissimi di questa sostanza e a volte provocano sintomi che, di solito, vengono ricondotti ai meccanismi allergici.

Sono tutti fenomeni che la scienza ha indagato e di cui conosce bene gli effetti negativi. Indipendentemente da questi fattori, nel corso della vita la maggior parte delle persone sviluppa un'intolleranza più o meno marcata a un certo numero di alimenti o combinazioni alimentari. Spesso si registrano, sul lungo periodo, questi stadi:

**Alimenti ricchi di istamina o che liberano istamina**

Fra gli alimenti ricchi di istamina o che la rilasciano vanno ricordati il vino rosso e determinati tipi di birra, gli alimenti conservati, i prodotti affumicati (pancetta, prosciutto, carne, pesce), i pesci, i molluschi e i crostacei marini, i formaggi stagionati, i legumi, la soia, la farina e tutti i prodotti derivati, molte verdure (melanzane, champignon, crauti, spinaci e pomodori), molti frutti e succhi di frutta (avocado, agrumi, ananas, banane, pere, fragole, lamponi, kiwi, papaya, prugne), il tè nero e il caffè, molti dolciumi (in particolare il cioccolato), le noci e le nocciole, l'aceto e molti additivi (glutammato, benzoato di potassio, coloranti eccetera). Favoriscono l'assimilazione dell'istamina nel tratto gastrointestinale, inoltre, le spezie piccanti, gli alcolici, il cacao, il tè nero e verde, il Mate e parecchie "bevande energetiche".

- fase di allarme: il corpo reagisce a un determinato cibo, ma la persona non dà molto peso al segnale d'allarme e continua a mangiare quell'alimento. Si genera così una
- resistenza o adattamento: questo secondo stadio corrisponde al mascheramento dell'allergene, a una fase in cui il corpo si è ben adattato. Non è raro che si avverta persino un forte desiderio della sostanza, con meccanismi che ricordano i problemi di dipendenza e i fenomeni di astinenza. Se si continua a mangiare quel cibo si arriva
- all'esaurimento.

Queste reazioni vengono definite "sindrome generale di adattamento". Anche in questo caso l'elettroagopuntura può dare informazioni sull'alimento responsabile dei disturbi e aiutare la diagnosi.

Naturalmente è possibile che i tre tipi di reazione descritti sopra coesistano per vari allergeni, anzi succede molto spesso. Il fenomeno del mascheramento, comunque, c'è sempre.

Una distinzione netta dei concetti (per quanto possa sembrare necessaria dal punto di vista teorico) non è così importante se osserviamo la questione dal punto di vista del paziente: quando qualcuno soffre, non gli interessa sapere se in termini classici si tratti di una vera e propria allergia o di un'intolleranza, di un'incompatibilità o un'ipersensibilità. Ciò che conta è riconoscere che una certa sostanza esercita su quella persona un effetto patogeno, e soprattutto è fondamentale scoprire come il paziente possa liberarsi dei sintomi o quanto meno attenuarli.

# 12 Sindrome da affaticamento cronico (CFS)

Non è raro che alle persone contaminate dall'amalgama venga diagnosticata una sindrome da affaticamento cronico. I pazienti hanno spesso la sensazione che si tratti di una diagnosi di comodo. Ma la CFS è una malattia da prendere sul serio.

In base ai cosiddetti criteri di Fukuda, la CFS è descritta come segue:

1) Stanchezza valutata clinicamente, inspiegabile, persistente o ricorrente, che
   - non esiste da sempre, ma è insorta di recente o in un momento preciso,
   - non è la conseguenza di uno sforzo in corso,
   - sostanzialmente non migliora con il riposo,
   - porta a una riduzione significativa del consueto livello di efficienza nella sfera lavorativa, ma anche sociale o personale.

2) Presenza, per almeno sei mesi consecutivi, di quattro o più dei sintomi sotto elencati, di insorgenza non precedente all'affaticamento cronico:

- forti limitazioni della memoria a breve termine o della concentrazione, che portano a una riduzione significativa del livello di efficienza nella sfera lavorativa, ma anche sociale e personale,
- mal di gola,
- linfonodi cervicali e ascellari sensibili,

- dolori muscolari,
- dolori alle articolazioni, ma senza gonfiore o arrossamento,
- mal di testa di varia natura o intensità,
- sonno non ristoratore,
- peggioramento del proprio stato per più di ventiquattr'ore dopo uno sforzo.

Tutti i sintomi qui descritti sono tipici di un'intossicazione cronica da metalli pesanti, soprattutto da mercurio. È interessante osservare che, a sentire molti pazienti, i disturbi sono cominciati dopo una "rimozione dell'amalgama" eseguita da persone non competenti, che hanno frammentato le otturazioni con il trapano senza protezione e poi non hanno prescritto una terapia disintossicante, oppure a seguito di una cura disintossicante eseguita male.

## Che cosa propone la medicina tradizionale contro la CFS?

I medici non hanno individuato una terapia standard contro la stanchezza cronica. Tuttavia, la medicina tradizionale può essere utile per escludere gravi patologie come per esempio il cancro, che può manifestarsi anch'esso con l'insorgere di una forte stanchezza. Per la diagnosi di CFS non esistono ancora analisi di laboratorio né indagini tecniche capaci di dare risultati oggettivi. A rendere più difficoltosa la diagnosi c'è il fatto che la CFS ha molti sintomi in comune con altre malattie. Dal dieci al venticinque per cento circa dei pazienti che si recano dal medico di base soffre di una condizione di stanchezza generale.

## Che cosa propone la medicina alternativa?

In certe situazioni la prima cosa da fare è provvedere a una terapia meramente sintomatica. A molti pazienti mancano le forze per cominciare una cura che agisca direttamente sulle cause del problema. Però si può procedere trattando insieme sintomi e cause, sempre se il paziente ha abbastanza energie ed è sufficientemente motivato. Nella maggior parte dei casi, la stanchezza cronica ha diverse cause nascoste:

- allergie alimentari croniche, quasi sempre a uno o più alimenti di base (spesso farina e latte vaccino), molto più rare sono le allergie croniche alle uova di gallina e ad altri alimenti;
- allergia cronica all'amalgama o mercurio e ad altri metalli pesanti presenti nel corpo;
- uno squilibrio ormonale, nella maggior parte dei casi provocato da disfunzioni dei centri di controllo superiori (ipofisi, epifisi e ipotalamo) generate dal mercurio immagazzinato.

Un adeguato trattamento della fase acuta prevede quanto segue:

- eliminazione immediata e completa dell'alimento che provoca i disturbi e degli altri possibili fattori di contaminazione (come le otturazioni in amalgama, che devono essere tolte da persone competenti) e terapia specifica con biorisonanza (utile anche per contrastare l'insorgere di fenomeni di astinenza). In poco tempo il paziente si libererà dallo stress che lo ha accompagnato per anni e sentirà molto presto di avere più energia;
- si dovrebbe poi verificare la presenza di eventuali squilibri ormonali. Qualora se ne riscontrassero, è bene provvedere all'assunzione temporanea degli ormoni mancanti. È opportuno però adoperare solo ormoni bioidentici, che in

giuste dosi non hanno effetti collaterali. Non bisognerebbe mai usare altri preparati. Bisogna affidarsi a uno specialista esperto, in grado di determinare attentamente il dosaggio e di stabilire una terapia personalizzata sulla base dei risultati dei test bioenergetici e delle analisi di laboratorio, che vanno ripetute periodicamente. Con una terapia ormonale specifica, costruita su misura per ogni singolo paziente, in genere si ottiene un notevole miglioramento delle sue condizioni e si torna in breve tempo a valori normali.

Dopo che i sintomi della stanchezza cronica sono migliorati, si può cominciare con la terapia causale, che comprende:

- la rimozione completa delle fonti di contaminazione chimica e da metalli pesanti;
- la terapia delle allergie mediante biorisonanza; nel caso siano presenti più allergie, è bene non trattarle mai insieme, ma sempre una dopo l'altra, procedendo con una nuova allergia solo se si è certi che la precedente sia scomparsa. Di fatto le allergie croniche non si risolvono mai spontaneamente. La durata del trattamento può variare molto, ma siccome il numero di sostanze nocive cui siamo esposti cresce sempre più, anche le terapie tendono a essere sempre più lunghe.

# 13 Stati depressivi, mancanza di stimoli

In molti casi le persone contaminate dall'amalgama soffrono di gravi stati depressivi e di mancanza di stimoli. È difficile tollerare questi fenomeni secondari, sia per chi ne è colpito sia per i parenti e gli amici, che purtroppo spesso non sanno bene come gestire la situazione.

Le persone depresse possono risultare davvero faticose da sopportare, perché mettono la loro sofferenza al centro e al di sopra di qualsiasi altra cosa. Non fanno altro che rimuginare e tornare ossessivamente sugli stessi pensieri, ma poi si contraddicono oppure tacciono e si rifiutano di comunicare con chi sta loro accanto e cerca di aiutarle. Bisogna quindi adottare un comportamento adeguato. Per coniugi, parenti e amici

Al giorno d'oggi i vari tipi di depressione vengono distinti solo a seconda della gravità e generalmente non si usa più la distinzione in base alle cause (depressione endogena, nevrotica, reattiva). Se i sintomi elencati sotto sono riscontrabili per almeno qualche settimana e se la persona si sente danneggiata nella sfera personale o lavorativa, possiamo già parlare di depressione, anche se i fenomeni sembrano leggeri.

- Sensazione di abbattimento
- Malinconia, insensibilità
- Incapacità di decidere, mancanza di stimoli
- Tendenza a rimuginare
- Disturbi del sonno, dell'appetito e problemi digestivi
- Comportamento apatico oppure irrequieto, stati d'ansia
- Debolezza, esaurimento

La gravità e l'evolversi di una depressione possono variare molto. In molti casi la malattia porta a pensieri e tentativi di suicidio. Ma anche a idee maniacali, soprattutto intorno al tema della colpa, oppure a manie ipocondriache.

può essere utile seguire questi consigli.

- Cercate di restare lucidi!
- Tenete sempre presente, e ricordate anche al paziente, cosa scrive questo libro in merito alle cause della depressione.
- Rammentate sempre, a voi e al paziente, che una terapia mirata sulle cause non solo è opportuna, ma garantisce ottimi risultati.
- Incoraggiate il paziente: anche proporre esempi positivi è utilissimo per motivare la persona al cambiamento.
- Se potete, bloccate il paziente quando sta per prendere decisioni sbagliate.
- Siate comprensivi con il paziente, ma non esitate a spronarlo alla terapia: spesso la persona depressa non pensa che sia necessario un intervento terapeutico e dunque le manca lo stimolo per richiederlo.
- Cercate di evitare lunghe discussioni sui vari problemi causati dalla malattia: non servono a nulla. La falsa compassione non aiuta il paziente.
- Evitate consigli come: "Su con la vita, cerca di reagire", "Non essere così pessimista, vedrai che tutto si risolverà" oppure "Dormici sopra una notte e poi ne riparliamo".
- Vacanze o altre attività che allontanano il paziente dall'ambiente a lui familiare e dalle sue abitudini quotidiane possono peggiorare il problema.

## Che cosa propone la medicina tradizionale contro la depressione e la mancanza di stimoli?

La medicina tradizionale offre farmaci appositi, gli antidepressivi. Vi prego: adoperateli con cautela, perché spesso mettono fuori uso un meccanismo fondamentale per la disintossicazione del fegato e questo può vanificare quasi del tutto la disintossicazione dai metalli pesanti. Naturalmente questi farmaci possono avere vari altri effetti collaterali, anche gravi. Un altro tipo di cura è la psicoterapia, che offre al paziente la possibilità di parlare di ciò che lo preoccupa, ma non rimuove le cause della sua sofferenza.

## Che cosa propone la medicina alternativa?

È importante ricordare ancora una volta gli effetti nocivi del mercurio sulle cellule nervose. Nelle figure a pagina 49 e 50 abbiamo visto che una cellula viva raggiunta da quantità anche minime di mercurio si atrofizza, perché la sua protezione (guaina mielinica) viene distrutta. Di conseguenza si assiste alla riduzione del metabolismo cellulare: le cellule danneggiate non producono abbastanza neurotrasmettitori, cioè messaggeri che si occupano dello scambio di informazioni tra le cellule cerebrali. E proprio questo sembra essere il problema. Spesso nei pazienti depressi si riscontra una carenza di serotonina, ma non solo: anche altri neurotrasmettitori entrano in gioco nei sintomi tipici della depressione (cioè nei disturbi che riguardano il sonno, gli stimoli, il pensiero, l'autostima e l'umore).

Non è tutto: in molte persone contaminate dall'amalgama sono presenti allergie alimentari croniche, anch'esse riconducibili agli effetti del mercurio. Il corpo è in una condizione di stress permanente, quindi aumenta il rilascio di ormoni come l'adrenalina, la noradrenalina e il cortisolo, e questo a sua volta favorisce l'insorgere di altri sintomi depressivi. Lo vedremo meglio nel capitolo 20.

Siccome la depressione e la mancanza di stimoli possono condizionare pesantemente il paziente, anche in questo caso il "primo soccorso" deve consistere nel trattamento dei sintomi. Il che non significa affatto far passare in secondo piano la ricerca delle cause! La terapia sintomatica prevede varie misure da combinare insieme e da condurre parallelamente alla cura che agisce sulle cause.

- Particolarmente importante è tenersi alla larga dagli alimenti non tollerati. Già solo alleggerire l'organismo in questo modo può portare spesso a effetti straordinariamente positivi.
- Luce solare o fonti di luce simili al sole: la luce, soprattutto quella del sole, ha un effetto molto positivo sui pazienti depressi e privi di stimoli. Con un'illuminazione chiara, simile alla luce naturale, si possono comunque ottenere buoni risultati anche in autunno e inverno. Suggerisco inoltre di andare in un solarium, però senza esagerare e tenendo bassa l'intensità dei raggi UV.
- Poiché nella depressione si evidenzia una carenza di serotonina, è bene provvedere a integrarla con mezzi adeguati. Un'alternativa efficace ai comuni antidepressivi, che consente di evitare i rischi e gli effetti collaterali connessi, è data dall'utilizzo di l-triptofano e 5-HTP (precursori della serotonina). Contrariamente a quanto si legge in internet e in altri mass media, l'efficacia e la sicurezza di questi prodotti sono state verificate e dimostrate da tempo.
- I disturbi del sonno e i disturbi dell'"orologio interno" sono spesso sintomi di depressione; nella maggior parte dei casi

possono essere gestiti bene con la melatonina.

> **Attenzione!**
> Alcune delle sostanze che ho menzionato richiedono la prescrizione del medico o non si trovano in commercio. Domandate al vostro medico, terapeuta o farmacista come acquistarle o importarle legalmente dall'estero.

- Si può spesso ottenere un miglioramento dei sintomi con l'assunzione di ormoni bioidentici.
  Parallelamente a queste misure, che agiscono solo sul piano sintomatico, bisognerebbe sempre eliminare alla radice la contaminazione da amalgama.

- Rimozione completa di tutte le fonti di contaminazione chimica e da metalli pesanti e adeguata disintossicazione.

- Terapia delle allergie alimentari croniche mediante biorisonanza; nel caso siano presenti più allergie, non vanno mai trattate insieme, ma sempre una dopo l'altra.

- Favorire l'autoguarigione delle aree del sistema nervoso danneggiate. La biorisonanza si è dimostrata valida anche a questo scopo, in particolare se combinata con la somministrazione di preparati omeopatici di origine organica e vitamine del gruppo B.

- Bisogna anche considerare l'eventualità di danni irreversibili. In questi casi non è da escludere una terapia sostitutiva per trattare i sintomi.
  La durata del trattamento può variare molto, ma siccome il numero di sostanze nocive cui siamo esposti cresce sempre più, anche le terapie tendono a essere sempre più lunghe.

# 14 Fibromialgia, dolori cronici

Un gran numero di persone contaminate dall'amalgama soffre di dolori, a volte molto forti, apparentemente inspiegabili e non localizzabili in un punto preciso. Se si chiede ai pazienti di descrivere questi dolori, tanti rispondono: "È come un'infiammazione". Non dimentichiamo queste parole, perché possono offrire la chiave per la soluzione del problema.

Molti pazienti hanno già vissuto un vero e proprio calvario di visite e consulenze e quindi in genere sanno qual è la diagnosi: fibromialgia o reumatismo dei tessuti molli.

La fibromialgia conosce fasi alterne e interessa parti diverse del corpo. Le fasi acute o i singoli attacchi non sono tutti uguali e quindi non è possibile prevederli. Spesso si manifestano dopo malattie infettive acute.

Oltre al dolore diffuso, sono presenti anche questi disturbi:

- debolezza generale, difficoltà di concentrazione, disturbi del sonno, stanchezza cronica, disturbi organici (mani fredde, pelle secca, sudorazione abbondante alle mani, reazioni acute della pelle a una pressione esterna), disturbi circolatori (disturbi "ortostatici", vertigini posturali o dovute al cambio di postura), forti alterazioni del ritmo cardiaco legate all'inspirazione ed espirazione ("aritmia respiratoria"), tremore alle mani, disturbi al tratto gastrointestinale (atonia intestinale, stipsi, diarrea, colon irritabile), senso di costrizione alla gola ("globo isterico"), disturbi respiratori;
- cambiamenti nella percezione degli stimoli sulla pelle (per esempio formicolio, prurito e simili), inspiegabili disturbi

"funzionali" del cuore, dolori o sensazioni spiacevoli durante la minzione, nella zona della vescica, durante le mestruazioni, diminuzione notevole dell'efficienza psichica e fisica, necessità di lunghissime fasi di recupero dopo uno stress fisico, psichico o emotivo.

Se poi almeno undici dei diciotto cosiddetti *tender points* (specifici punti localizzati simmetricamente nel corpo) risultano dolorosi alla palpazione, si formula quasi sempre una diagnosi di fibromialgia. Ma spesso si pronuncia questo verdetto anche se il paziente non soddisfa tutti i criteri.

## Che cosa propone la medicina tradizionale contro la fibromialgia?

Molte volte i valori di laboratorio dei pazienti non presentano anomalie particolari, e gli esami radiologici non permettono di trarre conclusioni sulle cause dei disturbi. Non si riscontrano nemmeno danni organici o ai tessuti, benché negli organi interni possano presentarsi disfunzioni notevoli, come abbiamo visto sopra. Insomma, non si giunge mai a formulare una diagnosi certa, e non c'è da meravigliarsi che i medici brancolino nel buio: quasi nessuno pensa ai metalli pesanti come alle possibili cause del problema! Spesso il paziente si sente dire che ha una malattia incurabile e viene "trattato" con antidepressivi, antidolorifici, sonniferi, inibitori della ricaptazione della serotonina e glicocorticoidi. Purtroppo, però, con scarsi risultati.

## Che cosa propone la medicina alternativa?

Confrontando l'elenco visto sopra con i danni provocati dal mercurio salta agli occhi una notevole somiglianza. Perché, allora, non prendere in considerazione la presenza di una contaminazione cronica da mercurio? La causa diretta dei dolori è perlopiù un'infiammazione locale, molto spesso accompagnata dall'iperacidità del tessuto. Le cinque caratteristiche dell'infiammazione sono: arrossamento (lat. *rubor*), tumefazione (lat. *tumor*), ipertermia (lat. *calor*), dolore (lat. *dolor*), alterazione funzionale (lat. *functio laesa*). Questi cinque segnali non sono sempre direttamente riconoscibili e a volte non compaiono tutti insieme. Una gastrite, per esempio, in genere non fa male, perché la mucosa gastrica non è molto sensibile al dolore. A seconda di dove si diffonde l'infiammazione, però, possiamo avere dolori molto forti, mentre magari gli altri segnali caratteristici sono deboli o assenti. A causa dell'effetto distruttivo sulle cellule nervose, il mercurio può provocare grandi sofferenze. I meccanismi riparatori messi subito in atto dal corpo risistemano, più o meno, la zona dolente, ma subito si avverte da qualche altra parte una nuova infiammazione dolorosa.

Durante la cura è sempre opportuno lavorare sia sui sintomi acuti sia sulla rimozione delle cause, cioè sulla contaminazione da mercurio. La procedura varia, nei dettagli, da paziente a paziente, ma in linea di massima può essere descritta come segue:

- Verifica di tutto l'apparato osteoarticolare ed eventualmente terapia manuale per trattare vizi di postura o blocchi delle vertebre e delle articolazioni. Già solo questo porta spesso a un evidente miglioramento dei disturbi ai *tender points*, anche se perlopiù di breve durata. La terapia manuale dovrebbe essere una componente fissa nella cura dei pazienti contaminati dall'amalgama e continuare a essere praticata finché i miglioramenti non sono stabili.
- Molto utile per il trattamento dei dolori acuti è la neuralterapia: prevede l'impiego di anestetici ad azione rapida e locale che, attraverso particolari tecniche di iniezione e mediante somministrazioni ripetute, possono avere un effetto prolungato.

- Anche un eventuale squilibrio ormonale provocato dal mercurio può causare dolori, quindi bisognerebbe eseguire un test e, se necessario, una terapia con ormoni naturidentici, chiaramente in collaborazione con un medico che segua i princìpi olistici. Troverete maggiori dettagli nel capitolo 20.

**IMPORTANTE!**
Nella prima fase non prendete niente per ridurre l'iperacidità! Solo una volta che la contaminazione da metalli pesanti sarà chiaramente regredita, si potrà procedere al recupero dell'equilibrio acido-base tramite la somministrazione di sostanze basiche. Esse infatti hanno un forte effetto disintossicante e c'è il pericolo che dai depositi vengano rilasciati troppi metalli pesanti, aggravando le condizioni del paziente!

- In caso di sintomi dolorosi molto intensi, è fondamentale eliminare in maniera il più possibile rapida e completa le fonti di contaminazione chimica e da metalli pesanti, per fermare le infiammazioni ricorrenti.

- Si può favorire l'autoguarigione delle aree del sistema nervoso danneggiate con la biorisonanza, magari associata alla somministrazione di preparati omeopatici di origine organica e di vitamine del gruppo B. Anche in questo caso la durata del trattamento può variare molto e bisogna assolutamente avere pazienza.

# 15 Neuropatie, disturbi della sensibilità (solletico, formicolio)

**Neuropatie**

A seconda della localizzazione del danno, cambiano le conseguenze delle neuropatie, che fondamentalmente vengono suddivise in due gruppi.

- Degenerazione assonale o assonopatia: un assone può essere paragonato al filo di rame all'interno di un cavo elettrico, in quanto è un conduttore circondato da un rivestimento isolante. Nell'assonopatia il rivestimento è intatto, mentre il conduttore è stato distrutto. Questo problema si incontra nelle neuropatie ereditarie, di origine tossica e metabolica.
- Demielinizzazione: in questo caso, a essere danneggiato non è l'assone, ma la guaina mielinica, che possiamo immaginarci come il rivestimento isolante del cavo. Questo comporta la riduzione della velocità di conduzione nervosa e genera varie disfunzioni. La distruzione della mielina, del rivestimento isolante, è uno degli effetti principali del mercurio sulle cellule nervose (vedi p. 49).
- Neuronopatia: qui a essere danneggiato è il corpo cellulare.

Il termine neuropatia ("malattia dei nervi") è un'etichetta generica adoperata per indicare svariate patologie del sistema nervoso, in molti casi conseguenza di altri disturbi (come il diabete, l'*herpes zoster* o fuoco di Sant'Antonio, la borreliosi), di sostanze che provocano danni a livello nervoso (per esempio i metalli pesanti o gli alcolici) o di una carenza vitaminica (vitamine del gruppo B, vitamina E).

I sintomi di una neuropatia sono spesso disturbi della sensibilità come formicolio, solletico, intorpidimento, dolori intensi. Ma possono manifestarsi anche altri fenomeni parestetici come sensazione di caldo, freddo o gonfiore. A uno stadio avanzato si aggiungono sintomi fortemente invalidanti: paralisi, alterazioni cutanee, aumento della sudorazione, disturbi gastrointestinali o della minzione, impotenza e tachicardia a riposo. Questi danni possono essere reversibili. Prima si riconosce il legame fra i sintomi e la contaminazione da mercurio, dando inizio a una disintossicazione radicale, più aumentano le chance di veder scomparire i disturbi. Le strutture compromesse non sono perdute per sempre: un assone può riformarsi, se la guaina mielinica è ancora presente, e se invece è quest'ultima a mancare, il corpo è in grado di ricostituirla.

## Che cosa propone la medicina tradizionale contro le neuropatie?

A seconda delle cause della neuropatia, si cerca di curarla o eliminarla.

Se la malattia è dovuta al consumo di alcol, si procede immediatamente alla privazione, accompagnata da una psicoterapia. Le neuropatie di natura infettiva vengono trattate con una terapia antibiotica. La terapia delle neuropatie dovute a intossicazione prevede di evitare la fonte di contaminazione e di somministrare antidoti. Nei diabetici bisognerebbe agire preventivamente regolando con attenzione la glicemia. I sintomi vengono trattati fra l'altro con antidepressivi, antidolorifici, farmaci antiepilettici, anestetici locali, terapia fisica (per esempio massaggi, applicazioni di calore o di freddo eccetera).

## Che cosa propone la medicina alternativa?

La cura di questi disturbi deve necessariamente agire sulle cause e prevedere l'attivazione delle forze di autoguarigione. In questi casi non ha senso concentrarsi solo sui sintomi, e comunque con gli strumenti della medicina naturale sarebbe difficile ottenere risultati soddisfacenti.

Quindi:

- è di importanza fondamentale allontanare ed evitare fin da subito le fonti di contaminazione da metalli pesanti, poi provvedere alla disintossicazione;
- dopo aver eseguito test individuali, a supporto della cura si somministrano vitamine del gruppo B, vitamina E e preparati omeopatici di origine organica. Possono risultare molto utili anche la biorisonanza e la terapia manuale.

# 16 Spasmi muscolari

Un altro disturbo che spesso compare nei pazienti con un'intossicazione cronica da mercurio sono quelle che i medici chiamano "mioclonie". Si tratta di rapide e involontarie contrazioni muscolari, un sintomo che accompagna parecchie malattie neurologiche. L'intensità degli spasmi può variare, ma il tratto comune a tutti i pazienti è la tendenza al peggioramento dei sintomi. Anche questa è una dimostrazione degli effetti tossici del mercurio a livello nervoso. I danni alla guaina mielinica (vedi p. 49) fanno sì che da un lato le cellule nervose non siano più in grado di elaborare e trasmettere correttamente i segnali che ricevono, dall'altro che sia compromessa anche la trasmissione degli ordini inviati ai muscoli dal cervello.

## Che cosa propone la medicina tradizionale contro gli spasmi muscolari?

La medicina tradizionale può essere utile per escludere che i sintomi siano riconducibili a patologie come l'epilessia, malattie virali e nervose o intossicazioni di altra natura. La cura è sempre meramente sintomatica e in genere prevede la som-

**Importante: l'epilessia è un fenomeno differente**

Le contrazioni epilettiche non possono essere interrotte con stimoli esterni e l'analisi dell'attività elettrica del cervello indica l'esistenza di alterazioni specifiche. Gli spasmi muscolari causati dalla contaminazione da metalli pesanti, invece, possono essere controllati parlando al paziente e tranquillizzandolo, e l'attività cerebrale non mostra i tratti tipici dell'epilessia.

ministrazione di farmaci appositi contro i crampi.

## Che cosa propone la medicina alternativa?

Anche in presenza di questi sintomi, la prima cosa da fare è naturalmente allontanare o evitare le fonti di contaminazione, per poi provvedere alla disintossicazione accompagnata dalla terapia manuale.

Gli spasmi muscolari in genere regrediscono da soli man mano che si procede con la disintossicazione e non servono trattamenti specifici. Come misura di supporto può essere utile la somministrazione di vitamine del gruppo B e di vitamina E, oltre che di preparati omeopatici di origine organica, che andrebbero testati individualmente. Può servire anche la biorisonanza.

# 17 Disturbi digestivi, colon irritabile e diverticolite

In molti casi i pazienti contaminati da metalli pesanti lamentano generici "problemi digestivi" come bruciori o dolori allo stomaco, dolori addominali, meteorismo, diarrea e stipsi (vedi anche i capitoli 11, 18 e 19).

Di fronte a questi sintomi, spesso vengono formulate diagnosi come:

- sindrome del colon irritabile;
- diverticolite (estroflessione delle pareti o di parte delle pareti del tubo digerente, di natura infiammatoria);
- disturbi digestivi funzionali;
- disturbi digestivi di origine psicosomatica.

Cerchiamo di capire meglio: vediamo, con parole semplici, com'è fatto e come funziona l'apparato digestivo.

La digestione è un processo complicatissimo, basti pensare che coinvolge circa cento milioni di cellule nervose. Esse circondano l'intestino e formano quello che viene comunemente chiamato "cervello addominale". Ovviamente è collegato con l'encefalo, ma governa la funzione digestiva in maniera del tutto autonoma. Il "cervello della testa" e il "cervello addominale" adoperano anche gli stessi neurotrasmettitori per le comunicazioni interne.

Le cellule nervose del cervello addominale risentono degli

**Piombo**

Il mercurio rilasciato dalle otturazioni in amalgama non è l'unica sostanza capace di provocare disturbi simili. Anche altri metalli pesanti come il piombo possono avere conseguenze drammatiche.

Le intossicazioni croniche da piombo sono frequenti e nella maggior parte dei casi dipendono dall'assunzione abituale di alimenti contaminati. I sintomi parlano da sé: consunzione (cachessia), coliche da piombo (dolori addominali, stipsi con crampi intestinali, addome contratto), paralisi saturnina, dolori articolari (artralgia saturnina), gotta da piombo, rene grinzo, arteriosclerosi, encefaliti (encefalopatia saturnina). Un lungo elenco, a dimostrazione che il rischio rappresentato dai metalli pesanti non va sottovalutato. Il piombo è meno tossico rispetto al mercurio, ma causa malattie gravi anche in quantità relativamente ridotte.

effetti tossici del mercurio tanto quanto le cellule nervose dell'encefalo e del resto del corpo. Se il meccanismo autonomo di regolazione del tratto gastrointestinale non funziona come dovrebbe, gli organi coinvolti nella digestione non riescono a svolgere correttamente il loro lavoro. E allora possono generarsi vari disturbi, accompagnati dai relativi sintomi, diversi a seconda di dove sia localizzato il danno e di quanto grave sia.

I problemi digestivi causati dal mercurio, però, non derivano solo dal funzionamento anomalo del cervello addominale. Il fegato espelle il mercurio nell'intestino attraverso il liquido biliare. Purtroppo nell'intestino crasso gran parte del mercurio viene assimilata e torna nel fegato, che cerca nuovamente di eliminare il metallo attraverso l'intestino. Si genera quindi un circolo vizioso fatale, che alla lunga danneggia il fegato e può generare disturbi anche agli altri organi digestivi. Un fegato sofferente può, per esempio, impedire la formazione del liquido biliare, causando in breve tempo problemi nella digestione dei lipidi. Problemi che, a loro volta, possono provocare episodi di diarrea grassa. Anche feci troppo chiare, color argilla o scolorite, segnalano una possibile sofferenza del fegato.

Si aggiungano poi i danni al pancreas. Se questo organo non lavora in maniera perfetta, l'intestino viene privato di enzimi importanti e di liquidi alcalini. E quando nell'intestino tenue mancano queste sostanze, la digestione non può essere completa e parti di alimenti non digerite arrivano nell'intestino crasso. Qui (diversamente rispetto a quanto accade nell'intestino tenue, che è o dovrebbe essere del tutto privo di germi) vivono enormi quantità di batteri e microrganismi, i quali decompongono i resti di cibo non digerito in modo anomalo e insano: si verificano quindi fenomeni di putrefazione e fermentazione, talvolta accompagnati da disturbi molto fastidiosi come flatulenze, diarrea, stipsi e dolori al basso addome. Non va sottovalutata nemmeno la contaminazione del fegato dovuta al fuselolo, una sostanza altamente tossica generata dai processi di putrefazione, che può portare al cosiddetto "fegato grasso". È chiaro che, a risentirne, non è solo il fegato, ma tutto l'organismo: un'intossicazione cronica da mercurio può condizionare fortemente la vita delle persone.

**Celiachia**
Anche la celiachia o sprue nostrana può essere provocata da una contaminazione da mercurio. Si tratta di un'allergia al glutine, una sostanza contenuta nei cereali, e si manifesta con vari disturbi come diarrea cronica, problemi nella digestione dei lipidi e mal di stomaco. Una terapia disintossicante può risultare utile anche in presenza di una diagnosi accertata di celiachia.

- I frequenti episodi di diarrea fanno perdere al corpo sali e liquidi importanti, e siccome l'apporto di sostanze nutritive non è ottimale può insorgere una "sindrome da malassorbimento".
- La stipsi cronica e la mancanza di liquidi fanno sì che il contenuto intestinale si indurisca e l'evacuazione risulti dolorosa, provocando lesioni delle mucose ed emorroidi. Ancora più grave è l'autoavvelenamento silente dell'organismo:

le sostanze tossiche e i prodotti metabolici, anziché essere eliminati, si accumulano nell'intestino crasso e vengono in parte riassorbiti, contaminando di nuovo l'organismo.

- Alla lunga i punti più deboli delle pareti intestinali non riescono a resistere alla pressione del contenuto intestinale e dei gas, quindi cedono e formano piccole tasche chiamate diverticoli, in cui si raccoglie il contenuto intestinale, che può rimanere bloccato per molto tempo e marcire a causa dei batteri. I diverticoli allora si infiammano, causando diverticoliti dolorosissime. I batteri prosperano e producono sostanze tossiche che possono generare altri disturbi. Di qui nuovi problemi per il fegato: si innesca una reazione a catena che fa crescere sempre più l'intensità, la durata e la frequenza dei disturbi.

Non bisogna dimenticare, poi, che i problemi digestivi non hanno effetti negativi solo sul corpo, ma anche sulla psiche. Lo stretto legame e l'interazione fra la digestione ("cervello addominale") e la psiche, d'altronde, è noto da sempre nella tradizione popolare, come dimostrano i tantissimi proverbi e modi di dire che chiamano in causa lo stomaco, la pancia eccetera.

## Che cosa propone la medicina tradizionale contro i problemi digestivi?

Una volta escluse malattie gravi, di fronte ai cosiddetti disturbi digestivi funzionali la medicina tradizionale prescrive appositi farmaci chimici: inibitori della pompa protonica per il bruciore di stomaco, medicine che calmano lo stomaco o ne favoriscono lo svuotamento in caso di nausea, agenti antischiumogeni per il senso di pienezza e il meteorismo, lassativi chimici per la stipsi e, in caso di diarrea, farmaci che regolarizzano l'attività intestinale o addirittura anestetici.

## Che cosa propone la medicina alternativa?

Per il trattamento sintomatico delle fasi acute si possono usare molte sostanze vegetali, spesso da assumere come tisane o estratti (cumino, anice, finocchio, menta, camomilla e molte altre); in caso di stipsi sono utili gli alimenti ricchi di fibre, una buona idratazione e integratori a base di fibra (semi di lino, semi di psyllium eccetera); per la diarrea il carbone vegetale. All'inizio questi prodotti naturali vanno bene per far rientrare i sintomi, poi bisognerebbe concentrare i propri sforzi sulla rimozione delle cause. Per tutta la durata della terapia è necessario eliminare completamente qualsiasi fonte di contaminazione chimica e da metalli pesanti e procedere alla disintossicazione, evitare rigorosamente gli alimenti che secondo i test risultano non tollerabili dall'organismo e, se i disturbi dovessero persistere, effettuare una terapia con la biorisonanza.

# 18 Affezioni intestinali croniche di natura infiammatoria

C'è un'altra conseguenza delle intossicazioni da metalli pesanti, e da mercurio in particolare, che provoca dolorosi disturbi digestivi: le infiammazioni della mucosa intestinale. Esse possono diventare croniche: vanno e vengono di continuo (recidive), oppure sono perennemente presenti. Le due forme più frequenti sono la colite ulcerosa e il morbo di Crohn.

La colite ulcerosa è un'infiammazione della mucosa intestinale e della tonaca sottomucosa. I sintomi più comuni sono diarrea, emorragie intestinali e coliche (crampi molto dolorosi). Tipica è la comparsa di dolori sul lato sinistro dell'ipogastrio, facilmente localizzabili tramite palpazione. La malattia può essere caratterizzata dal succedersi di fasi acute ad altre meno gravi o da una certa stabilità dei sintomi. Nelle fasi acute si può arrivare fino a quaranta evacuazioni al giorno, a volte accompagnate da perdite ematiche e forti crampi. Il decorso della colite ulcerosa non è prevedibile. Spesso l'inizio è silente, poi ci sono fasi acute e sviluppi complicati.

Il morbo di Crohn, invece, colpisce soprattutto l'intestino tenue. Ma nei casi più gravi può riguardare l'intero canale digerente, dalla cavità orale fino all'ano. Si tratta di un'infiammazione che interessa diversi tratti dell'intestino, separati da parti sane (ileite segmentaria). Sintomi tipici sono i dolori sul lato destro dell'ipogastrio ed episodi di diarrea, in genere senza perdite ematiche. Possono aggiungersi anche febbre, un notevole calo ponderale, nausea e vomito. All'inizio di una fase acuta possono manifestarsi dolori e crampi in tutto l'addome. In genere i pazienti riferiscono di un temporaneo miglioramento dei sintomi dopo l'evacuazione.

## Che cosa propone la medicina tradizionale contro le infiammazioni intestinali?

La medicina tradizionale giudica non guaribile la colite ulcerosa e la tratta solo a livello sintomatico, somministrando ai pazienti cortisone, antidolorifici, antibiotici e sostanze che inibiscono il sistema immunitario.

Gli interventi di asportazione dell'intestino crasso (coloproctectomia), cui si ricorre nei casi più gravi, sono considerati l'unica soluzione definitiva possibile, dato che la colite ulcerosa colpisce solo ed esclusivamente questa parte dell'intestino, che viene eliminata.

Anche di fronte al morbo di Crohn ci si limita a una terapia sintomatica a base di farmaci. Nei casi più gravi si arriva all'asportazione chirurgica dei tratti intestinali colpiti, ma essa non porta alla guarigione definitiva, perché non è escluso che si infiammino altri segmenti. Le cause delle due malattie sono sconosciute alla medicina tradizionale. Come spesso accade quando non si riesce a trovare una spiegazione "lampante", gli studiosi ipotizzano che alla base ci siano reazioni autoimmuni e forse fattori genetici.

## Che cosa propone la medicina alternativa?

Spesso si incontrano pazienti contaminati dall'amalgama con sintomi riconducibili a entrambe le malattie. In particolare lamentano, alla palpazione, dolori <u>sia sul lato destro sia sul lato sinistro</u> dell'ipogastrio, indizio evidente di processi infiammatori che interessano tutto l'intestino. Le vere cause sono fondamentalmente due problemi che già conosciamo.

Abbiamo visto, infatti, che il mercurio provoca infiammazioni intestinali sia direttamente (non solo in caso di intossicazioni acute, ma spesso anche in presenza di un'intossicazione cronica) sia indirettamente, dato che genera allergie alimentari croniche che a loro volta possono causare infiammazioni intestinali. Se questi due fattori interagiscono, a seconda della disposizione personale può sorgere anche un'affezione intestinale cronica di natura infiammatoria.

Bisogna cominciare subito il trattamento della fase acuta, procedendo come segue.

- Si raccomanda di agire con la massima attenzione e cautela, perché i dolori talvolta sono fortissimi. In caso di decorso complicato, all'inizio può essere necessaria anche una cura di medicina tradizionale, con forti antidolorifici e antibiotici per combattere l'infiammazione acuta.
- Può risultare comunque utile, nell'immediato, evitare l'assunzione di cibo per qualche giorno.
- Un'altra misura immediata dimostratasi valida è l'assunzione di alte dosi di chelanti. La rapida ed efficace disintossicazione dell'intestino può far regredire e guarire completamente l'infiammazione.
- Naturalmente dovrebbero essere evitate da subito tutte le possibili fonti di contaminazione da metalli pesanti.

Poiché in caso di affezioni intestinali croniche di natura infiammatoria c'è il rischio di perforazione o di occlusione (ileo) intestinale, bisogna agire con estrema prudenza. È bene considerare tutti gli esiti degli esami prescritti dagli specialisti di medicina tradizionale, soprattutto gli esiti della colonscopia e della laparoscopia. Di importanza fondamentale è anche la collaborazione con medici che seguono i princìpi della naturopatia, perché talvolta all'inizio è indispensabile il ricorso a farmaci che necessitano di prescrizione medica.

Per una guarigione totale e duratura bisogna ovviamente procedere a un trattamento completo, come già descritto nei capitoli precedenti.

> **Altri metalli pesanti, sintomi simili**
> Altri metalli pesanti provocano sintomi come quelli qui descritti, che però si differenziano dai disturbi causati dal mercurio per alcuni aspetti specifici. Il piombo, per esempio, provoca dolori simili, ma il paziente tenderà alla stitichezza cronica, piuttosto che alla diarrea. L'intossicazione da piombo può provocare un'occlusione a causa della scarsa motilità intestinale. Di fronte a un'emergenza come questa, andate immediatamente all'ospedale! Bisogna anche verificare che questi disturbi non siano la spia di altre malattie gravi come per esempio il cancro dell'intestino.

- Completa rimozione delle fonti di contaminazione chimica e da metalli pesanti e terapia disintossicante.
- Evitare rigorosamente tutti gli allergeni, specie gli alimenti che dai test sono risultati non tollerati, per tutta la durata della terapia. Solo dopo la completa rimozione dell'amalgama e la conclusione della terapia antiallergica è possibile ricominciare con cautela ad assumerli, se i test danno risultati negativi e secondo le indicazioni del terapeuta.
- Terapia delle allergie mediante biorisonanza; nel caso siano presenti più allergie, non vanno trattate mai insieme ma sempre una dopo l'altra, procedendo con una nuova allergia solo se si è certi che la precedente sia scomparsa. Le allergie croniche non svaniscono mai spontaneamente. La durata del trattamento può variare molto, ma siccome il numero di sostanze nocive cui siamo esposti cresce sempre più, anche le terapie tendono a essere sempre più lunghe.

In questo modo è possibile guarire completamente da malattie gravi come la colite ulcerosa e il morbo di Crohn, e così ai pazienti si risparmieranno fastidiosissimi interventi chirurgici che potrebbero rendere necessario l'ano preternaturale.

# 19 Candida albicans e funghi intestinali

Intorno ai funghi nell'intestino si contrappongono due vere e proprie fazioni, in una "guerra ideologica" tanto aspra quanto quella tra i fautori e gli oppositori dell'amalgama. Entrambi gli schieramenti si interrogano sui danni prodotti dai funghi e si domandano se davvero possano insediarsi nell'intestino per sempre. Anni fa se ne discusse in maniera molto accesa, mentre oggi l'attenzione dei mass media è calata, il che permette di considerare la questione da una certa distanza e da un punto di vista senz'altro più utile per le persone colpite. Molti pazienti sono piuttosto confusi, perché intorno alle infezioni fungine circolano storie e dicerie tremende, e ovviamente c'è anche chi è pronto a vendere ricette miracolose per risolvere il problema in maniera definitiva.

La questione dei funghi intestinali in genere, e della *Candida albicans* in particolare, si chiarisce se viene messa in relazione con il tema dell'intossicazione da metalli pesanti e in particolare da mercurio. Ormai è stato dimostrato che molti microrganismi hanno la capacità di legarsi ai metalli pesanti senza risentirne, una proprietà sfruttata per esempio per l'eliminazione biotecnologica dei metalli pesanti dalle polveri che si raccolgono nei filtri degli impianti di incenerimento dei rifiuti. Già nel gennaio del 1997 una rivista dell'università di Zurigo parlava del possibile utilizzo dei funghi (*Aspergillus niger*) per la disintossicazione dai metalli pesanti. Anche all'Istituto di microbiologia applicata di Vienna sono state condotte ricerche che vanno in questa direzione. Di certo, per ora, c'è che vari microrganismi riescono a filtrare i metalli pesanti da supporti di vario tipo e a legarli stabilmente a sé. Tra questi microrganismi ci sono lieviti come la *Candida albicans*. Ma anche alghe, licheni e molte piante hanno questa capacità: formano composti chelanti con i metalli pesanti (vedi p. 64) e possono "immagazzinarli" senza subire danni.

L'esperienza quotidiana conferma che quasi sempre esiste un legame diretto fra la contaminazione da metalli pesanti e una problematica legata alla Candida. Poiché gli accertamenti di laboratorio svolti dalla medicina tradizionale si sono dimostrati inaffidabili e complicati a causa dei frequenti falsi positivi e falsi negativi, propendo per un metodo più facile e pragmatico: se si manifestano i disturbi sotto elencati, dovrebbe nascere il sospetto che ci sia un'infezione micotica nell'intestino, verificabile con l'elettroagopuntura. I disturbi sono:

- flatulenze (di cattivo odore);
- fame incontrollabile di cibi dolci;
- stanchezza e scarsa concentrazione;
- ricorrenti malattie da raffreddamento.

In fase avanzata possono essere presenti anche:

- dolori articolari e muscolari simili a quelli della gotta;
- valori epatici anomali;
- vertigini;
- dispnea.

Lieviti come la *Candida albicans* fanno fermentare i carboidrati e, a seconda del tipo di fermentazione, producono perlopiù due residui: fuselolo (tossico) e gas come l'anidride carbonica e il metano. Il fuselolo non compromette solo il fegato, ma può danneggiare anche la flora intestinale. Ecco perché valori epatici troppo elevati sono sempre un segnale d'allarme e bisogna far attenzione quando il fegato aumenta i suoi "S.O.S." (stanchezza, perdita di desiderio e debolezza generale). Il continuo consumo di zucchero e carboidrati genera nella maggior parte delle persone colpite una fame perenne e incontrollabile di cibi dolci, di cui hanno bisogno per contrastare l'ipoglicemia. Anche in questo caso i sintomi tipici sono:

- forte debolezza;
- grande stanchezza;
- irritabilità;
- scarsa capacità di concentrazione;
- disturbi della vista (scintille, vedere nero);
- tremore muscolare.

## Che cosa propone la medicina tradizionale contro le infezioni da Candida?

La medicina tradizionale non contempla questo tipo di infezione. Secondo l'opinione corrente, la presenza di Candida nell'intestino è del tutto normale e non richiede alcun trattamento.

## Che cosa propone la medicina alternativa?

Il problema è capire come procedere sul piano terapeutico. Per quanto mi riguarda vige una regola che forse contraddice l'opinione comune fra tanti naturopati, ma della cui validità sono assolutamente convinto: in caso di contaminazione da metalli pesanti, è sconsigliabile qualsiasi terapia antimicotica, per quanto prudente e accurata! L'uccisione massiccia dei funghi mediante farmaci appositi (antimicotici) può portare al rilascio incontrollato dei metalli pesanti immagazzinati nei depositi! Anche le cosiddette "diete anti-fungo", che prevedono una forte riduzione dei carboidrati, sono assolutamente controproducenti e provocano una trasformazione delle strategie nutritive del fungo, che cerca di ottenere glucosio dai vasi sanguigni attraverso filamenti simili al micelio. In questo modo si corre il rischio che il fungo si diffonda in tutto l'organismo, provocando una setticemia fungina, che può avere anche esito letale. Nella maggior parte dei casi, i funghi intestinali scompaiono da soli una volta conclusa con successo la disintossicazione da metalli pesanti, dal momento che l'organismo non ha più bisogno di loro come "depositi temporanei".

Alla luce di quanto abbiamo visto fin qui, bisogna procedere come segue.

- Rimuovere ogni fonte di contaminazione chimica e da metalli pesanti.
- Evitare le diete anti-fungo e adottare un'alimentazione equilibrata, il più possibile priva di sostanze tossiche e con un alto contenuto di fibre, per garantire una digestione regolare.
- Provvedere al rafforzamento o alla cura del fegato per mezzo della biorisonanza e di farmaci naturali come per esempio il cardo mariano.
- Per favorire la rigenerazione del fegato, è opportuno evitare assolutamente l'alcol, in qualsiasi forma.

La durata del trattamento può variare molto, ma siccome il numero di sostanze nocive cui siamo esposti aumenta sempre più, anche le terapie tendono a essere sempre più lunghe.

Se, alla fine del processo di risanamento dai metalli pesanti, dovesse essere necessaria una terapia contro la Candida, è possibile ricorrere a vari rimedi naturali, tutti con buone probabilità di successo. Anche in questo caso la biorisonanza è utile, ma richiede un certo impegno e deve essere svolta in ambulatorio. Si può inoltre integrare la cura con preparati di origine vegetale, come per esempio l'estratto di foglie d'olivo o di semi di pompelmo, da testare individualmente con i vari pazienti, perché sono sì molto efficaci, soprattutto il secondo, ma possono disturbare i processi di disintossicazione dell'organismo (vedi pp. 68 e seguenti).

# 20 Disturbi ormonali

Se vi siete resi conto di quanto le ghiandole endocrine nel cranio siano vicine al cavo orofaringeo (e quindi al mercurio delle otturazioni), vi sarà chiaro perché le persone contaminate dall'amalgama soffrano così spesso di squilibri ormonali.

Insieme al sistema nervoso, l'apparato endocrino è al cuore dei processi di regolazione del corpo umano. Questa azione di governo si esercita su vari livelli a seconda del bisogno, con velocità e modalità differenti; i due sistemi si influenzano reciprocamente e possono persino sovrapporsi nell'esercizio delle loro funzioni.

**Governo superiore**
Al di sopra del sistema nervoso e dell'apparato endocrino c'è il livello bioenergetico, in cui la comunicazione avviene in maniera elettromagnetica, attraverso l'emissione di biofotoni. Il professor Fritz-Albert Popp ha svolto ricerche e fornito dati molto interessanti su questo tipo di radiazione che proviene dalle cellule (vedi la bibliografia di approfondimento).

All'interno del sistema nervoso la comunicazione avviene attraverso neurotrasmettitori e impulsi elettrici sottili, nell'apparato endocrino invece tramite gli ormoni. Rispetto agli altri sistemi di regolazione, l'apparato endocrino è quello che reagisce più lentamente, e questo in un certo senso rappresenta un vantaggio per la terapia. Il rovescio della medaglia è che i risultati della cura non sono immediatamente percepibili dal paziente: a volte ci vuole qualche settimana prima di cominciare a vedere gli effetti desiderati.

Gli ormoni vengono trasferiti nelle vie ematiche dalle ghian-

**Le ghiandole endocrine più importanti del corpo**

| Ghiandola | Posizione |
|---|---|
| Ipotalamo | Al centro della testa |
| Ipofisi | Al centro della testa |
| Epifisi (ghiandola pineale) | Al centro della testa |
| Tiroide | Nella gola, davanti |
| Ghiandole paratiroidee | Nella gola, davanti |
| Pancreas | Nell'epigastrio |
| Ghiandole surrenali | Nella schiena, all'altezza dell'ultima arcata costale |
| Gonadi | Nell'addome |

dole endocrine. La secrezione di ormoni è sorvegliata costantemente da diversi sistemi di controllo e adattata a seconda delle condizioni e dei bisogni della persona.

Poiché le ghiandole endocrine non producono solo ormoni, ma reagiscono esse stesse agli ormoni e quindi sono parte dei vari sistemi di controllo, un disturbo o una malattia possono manifestarsi anche con sintomi che a prima vista non fanno pensare affatto a un problema relativo all'apparato endocrino. Di conseguenza, molti pazienti contaminati dall'amalgama non sanno che le radici dei loro disturbi vanno ricercate in uno squilibrio ormonale. Il fatto che l'amalgama possa provocare danni di questo tipo si spiega facilmente con la posizione delle principali ghiandole endocrine (vedi riquadro). Pensiamo per esempio all'ipotalamo e all'ipofisi, i centri di comando più importanti dell'apparato endocrino: sono molto vicini fra loro e soprattutto molto vicini ai denti, infatti si trovano più o meno all'altezza del naso, sopra la rinofaringe, in una posizione abbastanza centrale della testa. Il mercurio delle otturazioni, quindi, non ci mette molto a raggiungerli e cominciare a danneggiarli, visto anche che riesce a superare senza problemi qualsiasi tessuto. Inoltre le ghiandole hanno una componente di grassi relativamente alta, il che, data la spiccata tendenza del mercurio ad accumularsi nei tessuti lipidici, non fa che aumentare ulteriormente il pericolo.

Il mercurio danneggia non solo l'ipotalamo e l'ipofisi, ma anche altre ghiandole endocrine. La tabella sottostante vi permetterà di farvi un'idea più precisa di quanti e quali danni può procurare se compromette il funzionamento delle ghiandole endocrine e quindi degli ormoni!

## Gli ormoni più importanti, le ghiandole che li producono e le loro funzioni

| **Ormone** | **Funzione** | **Prodotto da** (ghiandola endocrina) |
|---|---|---|
| ACTH, ormone adrenocorticotropo o corticotropina | Stimola la corteccia surrenale a secernere cortisolo. | Ipofisi |
| ADH, ormone antidiuretico o vasopressina | Ha un ruolo importante nella regolazione del bilancio idrico del corpo. | Ipotalamo |
| Adrenalina e noradrenalina | Sono ormoni dello stress. Accelerano il battito cardiaco, fanno aumentare la pressione sanguigna, liberano glucosio, rafforzano la circolazione sanguigna nei muscoli. La noradrenalina serve a inibire il dolore. | Midollare del surrene |
| Aldosterone | Regola il bilancio idrico ed elettrolitico del corpo tramite il recupero di acqua dai reni. | Corteccia surrenale |
| CRH, ormone di rilascio della corticotropina | Stimola l'ipofisi a secernere ACTH, che a sua volta stimola la corteccia surrenale a produrre cortisolo. | Ipotalamo |
| DHEA, deidroepiandrosterone | Ormone androgeno che funge da ormone sessuale maschile, può essere trasformato sia in testosterone sia in precursore di estrogeni. | Corteccia surrenale |

| Ormone | Funzione | Prodotto da (ghiandola endocrina) |
|---|---|---|
| FSH, ormone follicolo-stimolante | Nella donna stimola la formazione di estrogeni e l'ovogenesi. Nell'uomo provvede alla formazione degli spermatozoi. | Ipofisi |
| Somatostatina | Inibisce la liberazione di ormoni della crescita da parte dell'ipofisi. | Ipotalamo |
| GHRH, Growth Hormone Releasing Hormone | Favorisce la secrezione di ormoni della crescita da parte dell'ipofisi. Regola la crescita in lunghezza prima della pubertà e favorisce la crescita degli organi interni. Influenza anche il metabolismo. | Ipotalamo |
| Glucagone | È l'antagonista dell'insulina. Aumenta il tasso glicemico. | Pancreas |
| GnRH, ormone di rilascio delle gonadotropine, FSH-RH (rilascio dell'ormone follicolo-stimolante), LH-RH (rilascio dell'ormone luteinizzante) | Stimola l'ipofisi a secernere FSH e LH e governa così le funzioni sessuali maschili e femminili. | Ipotalamo |
| Insulina | Abbassa il tasso glicemico, favorisce la formazione di depositi lipidici e ne ostacola il catabolismo. | Pancreas |
| Calcitonina | Insieme all'ormone paratiroideo, regola il bilancio di calcio del corpo. | Tiroide |
| Cortisone, cortisolo | Provvedono soprattutto al catabolismo delle proteine endogene e del grasso dei depositi lipidici. Alzano il tasso glicemico, hanno inoltre azione antinfiammatoria, immunodepressiva e antiallergica. | Corteccia surrenale |

| **Ormone** | **Funzione** | **Prodotto da** (ghiandola endocrina) |
|---|---|---|
| LH, ormone luteinizzante | Nella donna favorisce l'ovogenesi, l'ovulazione e la formazione del corpo luteo. Nell'uomo favorisce la formazione degli spermatozoi. Aumenta la produzione di testosterone nei testicoli. | Ipofisi |
| Melatonina | Regola l'orologio interiore dell'uomo e favorisce il sonno. | Ghiandola pineale |
| MSH, ormone melanostimolante | Influenza le cellule responsabili della pigmentazione cutanea. | Ipofisi |
| Melanostatina | Provoca una riduzione del rilascio di MSH da parte dell'ipofisi. | Ipotalamo |
| MRH, ormone stimolante i melanociti | Stimola la secrezione di MSH da parte dell'ipofisi, aumentando la pigmentazione cutanea. | Ipotalamo |
| Estrogeni | Sono i più importanti ormoni sessuali femminili; in genere il termine è usato per indicare l'estradiolo, l'estrone e l'estriolo. Danno un contributo fondamentale alla crescita fisica e psichica della donna, governano lo sviluppo dei caratteri sessuali femminili e il ciclo mestruale, contribuiscono alla formazione di collagene per mantenere l'elasticità della pelle e molto altro ancora. Creano i presupposti per la gravidanza e per l'attività sessuale, hanno un effetto stabilizzatore sull'equilibrio psichico. | Ovaie e placenta |

| **Ormone** | **Funzione** | **Prodotto da** (ghiandola endocrina) |
|---|---|---|
| Ossitocina | Provoca le doglie durante il parto, nel periodo dell'allattamento provvede alla montata lattea. | Ipotalamo |
| Ormone paratiroideo | Insieme alla calcitonina, regola il valore del calcio nel corpo. Per svolgere le sue funzioni necessita di vitamina D. | Ghiandola surrenale |
| Prolattostatina | Inibisce la secrezione di prolattina da parte dell'ipofisi. Se questo non accadesse, le donne potrebbero secernere latte dal seno anche in assenza di gravidanza. Inoltre non ci sarebbe l'ovulazione. | Ipotalamo |
| Ormone di rilascio della prolattina | Stimola l'ipofisi a secernere prolattina. | Ipotalamo |
| Progesterone | È prodotto nel corpo luteo nella seconda metà del ciclo mestruale. È l'ormone che prepara l'utero a una possibile gravidanza. Se questa si realizza, il progesterone agisce sull'endometrio e prepara le ghiandole mammarie alla produzione di latte. Durante la gravidanza, il progesterone è prodotto soprattutto nella placenta. | Corpo luteo |
| Prolattina | Favorisce la crescita delle ghiandole mammarie e la produzione di latte materno. | Ipofisi |

| Ormone | Funzione | Prodotto da (ghiandola endocrina) |
|---|---|---|
| Serotonina | Ha molti compiti. Nei polmoni e nei reni restringe i vasi sanguigni, mentre li dilata nella muscolatura scheletrica. Influenza il muscolo cardiaco e i movimenti del tratto gastrointestinale. La serotonina influisce sull'umore, sul ritmo sonno-veglia, sulla percezione del dolore, sulla temperatura corporea e sull'assimilazione degli alimenti. | Sistema nervoso centrale, polmoni, milza, mucosa intestinale |
| STH, ormone somatotropo, ormone della crescita, Human Growth Hormone | Governa la crescita in lunghezza nella fase prepuberale. Favorisce la crescita degli organi interni e influenza il metabolismo, oltre che l'ossificazione dello scheletro e il tasso glicemico. | Ipofisi |
| Testosterone | È l'ormone sessuale maschile più importante. Nelle donne viene prodotto dalle ovaie e dalla corteccia surrenale, ma in quantità minori rispetto agli uomini. Aumenta la libido della donna, ma se è in eccesso porta a una generale mascolinizzazione. Nell'uomo provvede allo sviluppo degli organi e dei caratteri sessuali, oltre che dello sperma. Nel corpo maschile e femminile il testosterone contribuisce alla crescita delle ossa durante la fase di sviluppo e all'aumento della massa muscolare. | Testicoli nell'uomo e corteccia surrenale nella donna |

| Ormone | Funzione | Prodotto da (ghiandola endocrina) |
|---|---|---|
| T3, triiodotironina | Interviene in maniera fondamentale nel metabolismo, attivandolo. Aumenta la produzione di calore e il consumo di ossigeno, accelera l'assimilazione dei carboidrati, la loro trasformazione in glucosio, attiva la lipolisi, accelera la formazione e il catabolismo del colesterolo, favorisce la formazione delle proteine, influenza il bilancio idrico e il metabolismo osseo. Gli ormoni tiroidei sono necessari per i processi di crescita e maturazione dello scheletro e per lo sviluppo cerebrale. | Tiroide |
| T4, tiroxina | Ha una funzione simile alla T3, anche se meno intensa, e può essere trasformata in T3. La concentrazione di T4 è circa dieci volte maggiore rispetto a quella di T3. | Tiroide |
| TRH, ormone di rilascio della tireotropina | Stimola l'ipofisi a secernere TSH, che favorisce la produzione di T3 e T4 nella tiroide. | Ipotalamo |
| TSH, ormone tireotropo | Stimola la tiroide a secernere gli ormoni T3 e T4. | Ipofisi |

L'ipofisi e l'ipotalamo producono diciotto su trentatré degli ormoni sopra citati, oltre la metà. Credo basti già solo questo per far capire il ruolo centrale che queste due ghiandole svolgono nell'equilibrio del sistema. Nella parte C del libro troverete check list dettagliate su molti ormoni e sui sintomi di uno squilibrio ormonale.

## Che cosa propone la medicina tradizionale contro gli squilibri ormonali?

La medicina tradizionale conosce benissimo il fenomeno degli squilibri ormonali. E li "elimina" con il solito sistema: trattando esclusivamente i sintomi. Nessuno va alla ricerca delle cause, e quindi nemmeno in questo caso si arriverà alla guarigione.

## Che cosa propone la medicina alternativa?

La terapia dei disturbi ormonali secondo i princìpi olistici si basa su alcuni punti fermi.

- Se necessario, nell'immediato è possibile ricorrere a una terapia ormonale, in modo da riportare l'equilibrio e migliorare la qualità della vita del paziente.
- Bisogna rimuovere le fonti di contaminazione da metalli pesanti, in modo che il corpo possa riparare le ghiandole danneggiate, per quanto possibile.
- In caso di danni irreparabili può anche essere necessaria una terapia permanente per mantenere l'equilibrio a livello ormonale, con somministrazione non di preparati sintetici, ma di ormoni bioidentici (in dosi il più possibile ridotte), da testare assolutamente con l'elettroagopuntura. Per stabilire il corretto dosaggio e la terapia più adatta a ogni singolo caso è opportuno affidarsi a un medico che segua i princìpi della naturopatia.

# 21 Inquadrare i sintomi: un "pensiero integrato" per le diagnosi e le terapie olistiche

Molti problemi dovuti alla contaminazione da metalli pesanti sono collegati fra loro in maniera più o meno evidente e riconoscibile e si influenzano a vicenda. Di fronte a uno spettro tanto ampio di disturbi, non ci si può illudere di giungere alla diagnosi e di elaborare una terapia davvero efficace senza un "pensiero nuovo e integrato"!

La medicina è abituata a ragionare secondo princìpi monocausali, lineari: *una determinata* causa produce *un determinato* effetto. E ci si regola di conseguenza per la terapia. Magari fosse così! In realtà nel corpo non c'è niente di lineare, tutto agisce su più livelli nello stesso tempo. Nella maggior parte delle malattie croniche, il quadro è estremamente complesso: i fattori in gioco sono molteplici e si influenzano l'uno con l'altro. Un approccio terapeutico efficace deve quindi basarsi su una visione multicausale e multifattoriale: una serie di cause produce vari effetti e bisogna tenere in considerazione ogni aspetto. Per quanto banale possa sembrare, l'uomo non è una macchina che funziona in maniera assolutamente prevedibile e controllata: le sue reazioni si intrecciano in vario modo con l'ambiente in cui vive e da cui viene influenzato.

È fondamentale passare dal pensiero monocausale a un "pensiero integrato", ossia a un modo di ragionare che vada oltre le mere relazioni lineari di causa-effetto. Il "pensiero integrato" cerca di riconoscere e di giudicare gli effetti indiretti, di scoprire le retroazioni sulla causa (*feedback loop*) e di portare alla luce e comprendere l'intera rete di relazioni che hanno portato alla nascita della patologia.

Ma non è una facoltà isolata e misteriosa. In sostanza si tratta di applicare il nostro normale modo di pensare, il "sano buonsenso", alle molteplici variabili che caratterizzano ogni situazione: si tratta di considerare un problema da più punti di vista, mettendo a frutto le proprie osservazioni per istituire nessi fra le cose. Senza pregiudizi, senza arroganza o "paraocchi".

E queste sono le basi della concezione olistica delle malattie e della cura. Osservare e trattare una malattia nella sua totalità non vuol dire altro che considerare in maniera ampia e aperta il maggior numero possibile di aspetti e di relazioni possibili:

- cause riconoscibili;
- conseguenze prevedibili;
- caratteristiche note;
- relazioni e interazioni dirette e indirette;
- "regolazione" del metabolismo;
- condizioni generali interne ed esterne;
- valutare il vantaggio;
- aspetti relativi all'adozione di misure terapeutiche;
- effetti collaterali, conseguenze e interazioni nell'uomo;
- prevedere le reazioni di tutte le persone coinvolte.

La medicina olistica cerca di riportare l'equilibrio fra corpo, mente e anima. Contrapposta a questa visione c'è quella, assai diffusa, che separa nettamente fisiologia, psicologia, filosofia e spiritualità, ciascuna specializzata su un singolo aspetto della salute, ciascuna con il proprio, circoscritto punto di vista.

È evidente che considerare corpo, mente e anima come entità separate non permette di cogliere tutti gli elementi in gioco, soprattutto nel caso delle malattie croniche. Un approccio davvero efficace, invece, deve essere a largo raggio, per migliorare il più possibile la qualità della vita del paziente.

Una terapia olistica si basa quindi su un pensiero e un modo di procedere complessi e integrati, che richiedono molto impegno da parte di tutte le persone coinvolte.

Per quanto mi riguarda, ho cercato di rendervi consapevoli delle tante difficoltà connesse alla terapia contro la contaminazione da metalli pesanti e le malattie derivate (croniche).

Non scoraggiatevi, però, se la vostra salute non migliora nei tempi che voi e il terapeuta speravate o avevate previsto: ricordatevi che per guarire ci vuole tempo!

Sarei felicissimo se questo libro vi aiutasse a guardare con fiducia al futuro, sapendo che esiste la possibilità di migliorare e guarire i vostri disturbi! E spero che vi serva a orientarvi nella fitta giungla delle terapie contro la contaminazione da amalgama.

Se è davvero così, scrivetemi a questo indirizzo:

praxis@heilpraktiker-peter-kern.de

C

Parte C

# CHECK LIST PER L'AUTO-TEST E ALTRI STRUMENTI UTILI

# 22. Check list per l'auto-test

I questionari che seguono vi aiuteranno a scoprire se i sintomi o le malattie croniche di cui soffrite possono essere causati (anche) da una contaminazione da metalli pesanti. Le risposte non serviranno solo a voi: aiuteranno il vostro medico curante, il naturopata e il dentista, che potranno valutare meglio il vostro stato di salute. Fondamentalmente, ho ripreso le check list del dottor Hartmut Sauer, medico dentista a Sigmaringen-Laiz, con cui anni fa ho instaurato un rapporto di fiducia e collaborazione nel campo della terapia olistica della sindrome da intossicazione da amalgama.

Una contaminazione da metalli pesanti si manifesta con svariati sintomi in diverse parti del corpo, ma molti di questi sintomi potrebbero anche non avere niente a che vedere con i metalli e indicare la presenza di altre malattie. Queste check list non hanno quindi la pretesa di diagnosticare con certezza una contaminazione da metalli pesanti, si limitano a darvi qualche indizio. Consideratele un aiuto per capire se possa o meno esserci un'intossicazione. Una diagnosi certa, però, può essere formulata solo da terapeuti esperti, dopo una serie di indagini accurate. Rispondendo ai questionari, tenete conto che eventuali otturazioni in amalgama già rimosse e situazioni passate in cui siete venuti a contatto con il mercurio possono continuare a produrre conseguenze ancora oggi, perché il mercurio viene immagazzinato e accumulato nell'organismo per anni o decenni.

Vi suggerisco di fotocopiare le check list per ogni persona

che deve svolgere i test e di portare al colloquio con il terapeuta tutti i questionari compilati.

Se in qualche caso non dovesse esserci abbastanza spazio per scrivere o se volete aggiungere altre informazioni, riportatele in un foglio a parte, indicando sempre il numero della domanda a cui si riferiscono.

## Check list I: Individuare una contaminazione da amalgama

### Parte A Contaminazione prenatale

Il mercurio può superare la barriera placentare, passando dal corpo della madre in quello del bambino che le cresce in grembo. Una donna incinta può trasmettere al primogenito fino al sessanta per cento del mercurio che contamina il suo corpo!

| | | | |
|---|---|---|---|
| 1 | Vostra madre aveva otturazioni in amalgama durante la gravidanza? | sì | no |
| 2 | Durante la gravidanza le sono state rimosse otturazioni in amalgama? | sì | no |
| 3 | Durante la gravidanza le sono state fatte nuove otturazioni in amalgama? | sì | no |
| 4 | Siete il/la primogenito/a? | sì | no |

Risultato:
Più risposte affermative avete dato, più probabile è la presenza di una contaminazione prenatale.

## Parte B Vaccinazioni

Fino a qualche tempo fa, molti vaccini contenevano un conservante chiamato Thiomersal o Thimerosal, un composto del mercurio (il cui uso oggi è stato notevolmente ridotto). Per un adulto è difficile scoprire la composizione dei vaccini effettuati quando era piccolo. Se da bambini siete stati vaccinati, però, è molto probabile che siate entrati in contatto con del mercurio. Per rispondere a queste domande controllate il vostro libretto delle vaccinazioni.

| | | | |
|---|---|---|---|
| 5 | Siete stati vaccinati quando eravate bambini o ragazzi? | sì | no |
| 6 | Se sì, contro quali malattie? | | |
| 7 | Siete stati vaccinati da adulti? | sì | no |
| 8 | Se sì, quando e contro quali malattie? | | |
| 9 | Dopo le vaccinazioni sono ricomparsi o si sono aggravati malattie e disturbi? | sì | no |
| 10 | Se sì, quali e con quale intensità? | | |

Risultato:
Più vaccini avete fatto e più sono lontani nel tempo, maggiore è la probabilità che nel vostro corpo sia entrato del mercurio.

## Parte C Infanzia e giovinezza

Per rispondere a queste domande forse vi occorrerà l'aiuto dei vostri genitori. Se non siete più giovani e da bambini vi hanno otturato dei denti con l'amalgama, sappiate che una volta l'amalgama era meno stabile rispetto a oggi. Conteneva una quantità maggiore di mercurio e veniva intaccato più rapidamente dal cibo e dai processi corporei. Ma questo era noto, anzi voluto: il mercurio doveva essere liberato e penetrare velocemente nel dente, perché allora si pensava che proteggesse dalla carie.

| | | | |
|---|---|---|---|
| 11 | Quanti anni avevate quando vi hanno messo la prima otturazione in amalgama? | ____ anni | |
| 12 | Quante otturazioni in amalgama vi hanno messo e quanto estese erano? | | |
| 13 | Vi siete ammalati (in maniera grave) nell'anno immediatamente successivo alle prime otturazioni in amalgama? | sì | no |
| 14 | Se sì, di quale patologia si trattava? | | |
| 15 | Avete sofferto di stanchezza e debolezza muscolare? | sì | no |
| 16 | Vi hanno mai fatto un trattamento canalare? | sì | no |
| 17 | Se sì, quando e con quali materiali? | | |

Risultato:
Più otturazioni in amalgama avete avuto/avete in bocca e più tempo è passato, tanto maggiore è la probabilità di una contaminazione. Se si sono manifestati problemi di salute dopo che il dentista vi ha otturato uno o più denti, è probabile che il vostro corpo sia fortemente contaminato dall'amalgama.

**Parte D Gravidanza**

Questa check list naturalmente è riservata solo alle donne che hanno avuto almeno una gravidanza.

| | | | |
|---|---|---|---|
| 18 | Vi hanno rimosso otturazioni in amalgama durante la gravidanza? | sì | no |
| 19 | Quali misure protettive sono state adottate: nessuna, le tre misure descritte a p. 65 o altro? | | |
| 20 | Quante nuove otturazioni in amalgama sono state fatte durante la gravidanza? | | |
| 21 | Quali altri materiali dentali sono stati eventualmente adoperati? | | |
| 22 | Dopo che siete andate dal dentista avete avuto difficoltà nella gravidanza o problemi di salute? | sì | no |
| 23 | Se sì, quali e quanto sono durati? | | |
| 24 | Avete avuto aborti? | sì | no |
| 25 | I vostri bambini in seguito hanno avuto problemi di salute? | sì | no |
| | In caso affermativo, vi consiglio di compilare i questionari anche per i vostri figli. | | |

Risultato:
Più gravidanze avete avuto, minore sarà, probabilmente, la gravità della vostra contaminazione, perché purtroppo il corpo della donna cerca di disintossicarsi tramite i figli. Se avete avuto uno o più aborti e durante la gravidanza vi hanno fatto nuove otturazioni in amalgama o ve ne hanno rimosso di vecchie, il mercurio va senz'altro inserito fra le possibili cause dell'aborto.

## Parte E Materiali dentali

Se poco dopo la rimozione o l'inserimento di otturazioni in amalgama ci si ammala, in genere nessuno attribuisce la malattia all'intervento del dentista, quindi è probabile che eventuali episodi di questo tipo non vi abbiano particolarmente colpito. Ma sforzatevi di ricordare:

| | | | |
|---|---|---|---|
| 26 | Vi è mai capitato di ammalarvi subito dopo essere andati dal dentista? | sì | no |
| 27 | Se sì, con quali sintomi? | | |
| 28 | Dopo trattamenti particolarmente impegnativi con utilizzo di amalgama e/o altri materiali (l'oro in particolare), avete avuto problemi di salute, improvvisi o progressivi? | sì | no |
| 29 | Se sì, quali? | | |
| 30 | Vi hanno mai tolto otturazioni in amalgama? | sì | no |
| 31 | Se sì, quando? E quali misure protettive sono state adottate? | | |
| 32 | Se sì, come ha reagito il vostro corpo? Per ogni fenomeno descrivete quanto è durato, quali parti del corpo ha colpito eccetera. | | |
| 33 | Quante otturazioni avete attualmente e quante ne avete avute in passato? Attualmente: _____ In passato: _____ | | |
| 34 | Oltre all'amalgama, avete o avete avuto in bocca altri metalli (oro, acciaio, titanio)? | sì | no |
| 35 | Se sì, quali? | | |

Risultato:
Se avete molte otturazioni in amalgama; se è passato tanto tempo da quando ve le hanno fatte; minori le misure precauzionali adottate per rimuovere le vecchie otturazioni; più risposte affermative avete dato; e se in bocca avete diversi metalli, tanto maggiore è la probabilità che siate contaminati da metalli pesanti.

## Parte F Altre fonti di contaminazione

Una contaminazione da mercurio può derivare anche da fonti diverse rispetto alle otturazioni in amalgama. Per esempio può essere legata al luogo in cui lavorate, all'alimentazione e all'ambiente. Alcuni farmaci (in particolare i colliri e i diuretici), pomate, mascara e altri cosmetici contenevano o contengono mercurio (come conservante) e altri componenti battericidi. Se sono ancora leggibili, controllate la lista degli ingredienti, oppure chiedete al vostro medico o farmacista se contengono composti di mercurio (naturalmente è difficile che ci troviate proprio la parola "mercurio", in genere compaiono le definizioni chimiche, magari in latino: *Mercurius*, *Hydrargyrum*). Fate attenzione anche alle parti dei nomi degli ingredienti: in "Thiomersal", per esempio, è la sillaba "mer" a segnalare la presenza di mercurio.

| | | | |
|---|---|---|---|
| 36 | Nell'ambiente in cui lavorate, entrate o siete entrati a contatto con il mercurio? | sì | no |
| 37 | Se sì: quando, dove e come? | | |
| 38 | Avete mangiato o mangiate spesso pesce, crostacei e molluschi di mare? | sì | no |
| 39 | Avete mai preso farmaci contenenti mercurio? | sì | no |
| 40 | Se sì, quali, in che dosaggio e per quanto tempo? | | |
| 41 | I cosmetici che adoperate contengono sostanze a base di mercurio? | sì | no |
| 42 | Se sì, da quanto tempo e con quale frequenza usate questi cosmetici? | | |

Risultato:
Più risposte affermative avete dato, più elevata sarà la contaminazione da mercurio da fonti diverse rispetto alle otturazioni. Naturalmente la contaminazione aumenta con il tempo: più a lungo avete assunto farmaci contenenti mercurio, per esempio, maggiore sarà la contaminazione, perché il mercurio si accumula nel corpo.

## Parte G Rilascio di mercurio

Masticando, i denti rilasciano mercurio dalle otturazioni in amalgama. Alcuni cibi e determinate abitudini alimentari accentuano il fenomeno, soprattutto gli alimenti acidi, dolci e caldi e il bruxismo (notturno).

| | | | |
|---|---|---|---|
| 43 | Mangiate dolci regolarmente? | sì | no |
| 44 | Consumate spesso frutta e bevande acide (mela, arancia, limone eccetera)? | sì | no |
| 45 | Masticate spesso chewing gum? | sì | no |
| 46 | Consumate spesso bevande calde? | sì | no |
| 47 | Digrignate i denti (di notte)? | sì | no |
| 48 | Serrate i denti con forza quando masticate? (Più forte li serrate, maggiore sarà la corrosione). | sì | no |

Risultato:
Più risposte affermative avete dato, maggiore sarà il rilascio di mercurio dalle otturazioni.

## Check list II: sintomi della contaminazione da mercurio o da metalli pesanti

Nella lista che segue sono elencati quasi tutti i sintomi che, secondo la letteratura scientifica, possono presentarsi in caso di contaminazione da mercurio. Considerate che ogni fenomeno di questo elenco può essere dovuto anche a cause diverse, che non hanno niente a che vedere con il mercurio. Per valutare se nel vostro caso individuale sia presente o meno una contaminazione da amalgama è necessario raccogliere i risultati di tutte le check list e interpretarli complessivamente.

Importante: leggete la lista con attenzione fino in fondo. Prendetevi tutto il tempo che vi serve. Mettete una crocetta sul "sì" in corrispondenza di ciascuno dei sintomi che vi è capitato di avere.

| 49 | Bocca | sì | no |
|---|---|---|---|
| | Afte | | |
| | Frequenti emorragie gengivali (per esempio lavandosi i denti) | | |
| | Ipersalivazione (per esempio mentre si parla o di notte) | | |
| | Secchezza delle fauci nonostante una sufficiente idratazione | | |
| | Aumento della sete | | |
| | Mal di denti, inspiegabile per il dentista | | |
| | Dolori alla mandibola | | |
| | Paradentosi, che lascia scoperta buona parte dei denti | | |
| | Ulcere alla gengiva, al palato o alla lingua | | |
| | Chiazze bianche/chiare in bocca o sulle labbra | | |
| | Macchie scure alle gengive | | |

| 49 | Bocca | sì | no |
|---|---|---|---|
| | Linea scura (nera o blu) fra i denti e la gengiva | | |
| | Impronte dei denti visibili sul margine della lingua | | |
| | Sensazione di intorpidimento delle labbra o della lingua | | |
| | Sensazione sporadica di ingrossamento della lingua | | |

| 50 | Gola | sì | no |
|---|---|---|---|
| | Senso di oppressione, di avere un groppo alla gola | | |
| | Muco in gola pur in assenza di raffreddore | | |
| | Disturbi di deglutizione | | |
| | Raucedine senza cause riconoscibili | | |
| | Attacchi di tosse | | |
| | Mal di gola (arrossamento pur in assenza di infezione) | | |
| | Frequenti raffreddori o infiammazioni alla gola | | |
| | Gonfiore visibile nella zona della tiroide | | |
| | Piccoli noduli morbidi e mobili ai lati della gola | | |
| | Sensazione di soffocamento indossando abiti o collane | | |

| 51 | Pelle, capelli, unghie | sì | no |
|---|---|---|---|
| | Eruzioni o arrossamenti nei punti che sono stati a contatto con il metallo | | |
| | Eruzione cutanea dopo l'esposizione al sole | | |
| | Evidente aumento delle lentiggini | | |
| | Comparsa o aumento dei brufoli negli adulti | | |
| | Tendenza alla formazione di ematomi | | |
| | Ascessi o altre tumescenze cutanee | | |

| 51 | Pelle, capelli, unghie | sì | no |
| --- | --- | --- | --- |
| | Solletico | | |
| | Eruzioni cutanee ricorrenti | | |
| | Eczemi o arrossamenti della pelle | | |
| | Improvvise sensazioni di prurito | | |
| | Viso giallastro o pallido | | |
| | Sudorazione immotivata | | |
| | Capelli opachi, spenti, fragili | | |
| | I capelli scuriscono inspiegabilmente | | |
| | Accentuata caduta dei capelli | | |
| | Unghie fragili, che si sfaldano | | |

| 52 | Testa | sì | no |
| --- | --- | --- | --- |
| | Cefalee | | |
| | Intorpidimento di certe zone della testa | | |
| | Vertigini che rendono difficile camminare | | |
| | Cadute dovute alle vertigini | | |
| | Vertigini che danno la sensazione di oscillare o dondolare | | |
| | Vertigini quando ci si mette distesi (soprattutto la sera) | | |
| | Senso di intorpidimento e di freddo all'occipite | | |
| | Sensazione di testa che scoppia | | |
| | Senso di oppressione alla fronte, che si accentua quando ci si china | | |

| 53 | Tratto digerente, reni, vescica | sì | no |
|---|---|---|---|
| | Nausea | | |
| | Rigurgiti o bruciore allo stomaco | | |
| | Vomito | | |
| | Addome meteorico/flatulenze | | |
| | Mal di stomaco | | |
| | Dolori al basso addome | | |
| | Feci chiare | | |
| | Feci molli | | |
| | Episodi ricorrenti di diarrea | | |
| | Stipsi | | |
| | Piccole perdite di urine scure | | |
| | Perdite consistenti di urine di colore chiaro | | |

| 54 | Cuore, polmoni e respirazione | sì | no |
|---|---|---|---|
| | Battito irregolare | | |
| | Battito debole | | |
| | Sensazione che il cuore si arresti | | |
| | Palpitazioni | | |
| | Dolore al torace, che può estendersi | | |
| | Battito a riposo elevato (> 90 battiti al minuto) | | |
| | Bradicardia | | |
| | Tachicardia in seguito a piccoli sforzi | | |
| | Respiro affannoso a fronte di piccoli sforzi | | |
| | Respiro affannoso in assenza di sforzi | | |
| | Dispnea prolungata (per ore o giorni) | | |

| 54 | Cuore, polmoni e respirazione | sì | no |
|---|---|---|---|
| | Sensazione che la respirazione si blocchi (e che respirare non sia naturale, ma un'azione volontaria) | | |
| | Respiro debole/superficiale (si inspira poca aria) | | |
| | Sensazione di avere un peso sul torace | | |

| 55 | Occhi, orecchi, naso, pelle, senso del gusto e dell'equilibrio | sì | no |
|---|---|---|---|
| | Vista annebbiata | | |
| | Ipersensibilità alla luce | | |
| | Restringimento del campo visivo | | |
| | Per una frazione di secondo non si vede più niente | | |
| | Scintille, macchie luccicanti o colorate nel campo visivo | | |
| | Macchie fluttuanti nel campo visivo | | |
| | Immagini raddoppiate | | |
| | Cattiva visione notturna | | |
| | Sensazione che gli occhi vengano spinti verso l'esterno | | |
| | Occhi incavati | | |
| | Occhi arrossati | | |
| | Rumori vicini percepiti come se fossero lontani | | |
| | Udito ipersensibile | | |
| | Acufeni | | |
| | Sensazione che ciò che si sente non giunga alla coscienza | | |
| | Odorato sensibile, per esempio ai profumi, al fumo, al cibo eccetera | | |
| | Senso dell'odorato accentuato | | |

| 55 | Occhi, orecchi, naso, pelle, senso del gusto e dell'equilibrio | sì | no |
|---|---|---|---|
| | Sapore metallico in bocca | | |
| | Sensazione di avere in bocca un foglio di alluminio | | |
| | Cattivo sapore in bocca | | |
| | Il cibo sembra insapore | | |
| | Bruciore in bocca o alla gola | | |
| | Intorpidimento delle gambe, dei piedi o delle dita dei piedi | | |
| | Intorpidimento delle braccia, delle mani o delle dita | | |
| | Sensazione di caldo, anche molto forte | | |
| | Tic nervosi | | |
| | Goffaggine, gli oggetti scivolano dalle mani | | |
| | Tendenza ad andare a sbattere contro le cose (mobili, stipiti delle porte) | | |
| | Rapido sopraggiungere del senso di stanchezza quando si sta in piedi | | |
| | Debolezza muscolare | | |
| | Rapido esaurimento delle forze quando si cammina o si salgono le scale | | |
| | Gambe pesanti, difficili da controllare | | |
| | Accentuarsi dei disturbi dopo uno sforzo fisico | | |

| 56 | Concentrazione, pensiero e linguaggio | sì | no |
|---|---|---|---|
| | Tendenza a dimenticare cosa si stava per dire | | |
| | Difficoltà di concentrazione | | |
| | Difficoltà a muovere le labbra e ad articolare le parole | | |
| | Difficoltà a effettuare un ragionamento | | |
| | Difficoltà a seguire i ragionamenti degli altri | | |
| | Difficoltà a comprendere un testo dopo averlo letto | | |
| | Difficoltà a ricordare avvenimenti accaduti in passato | | |

| 57 | Psiche | sì | no |
|---|---|---|---|
| | Tendenza ad arrabbiarsi per ragioni futili | | |
| | Estrema suscettibilità di fronte alle critiche | | |
| | Tendenza a scoraggiarsi facilmente | | |
| | Crisi depressive | | |
| | Forte soggezione nei confronti degli altri | | |
| | Senso di inferiorità | | |
| | Scarsa intraprendenza | | |
| | Mancanza di stimoli | | |
| | Tendenza a sentirsi abbattuti senza motivo | | |
| | Ansia immotivata | | |
| | Insicurezza o scarsa fiducia in se stessi | | |
| | Pensieri di suicidio | | |
| | Insonnia dovuta al rimuginio | | |
| | Risvegli improvvisi in preda all'agitazione | | |
| | Sonno disturbato, con molti sogni | | |
| | Sensazione che stia per scoppiare un raffreddore | | |
| | Sensazione di malessere, come in caso di influenza | | |

| 58 | Nervi, muscoli e altro | sì | no |
|---|---|---|---|
| | Disturbi del sonno | | |
| | Spasmi muscolari | | |
| | Mani che tremano, per esempio quando si tendono | | |
| | Tremore alla lingua, alle labbra o alle palpebre | | |
| | Forte tremore, simile a brividi | | |
| | Crampi o tic al viso | | |
| | Crampi ai polpacci | | |
| | Dolori muscolari sotto o tra le scapole | | |
| | Dolori dietro le scapole | | |
| | Dolori alle braccia e alle gambe | | |
| | Dolori alle mani e ai piedi | | |
| | Dolori alla nuca | | |
| | Dolori alle spalle | | |
| | Dolori alle articolazioni | | |
| | Dolore vago nella zona lombare | | |
| | Dolori allo sterno o dietro lo sterno | | |
| | Dolori al torace che si irradiano fino alla schiena | | |
| | Gonfiore alle dita, ai piedi, ai polsi e alle articolazioni dei piedi | | |
| | Dolori intercostali nella parte destra | | |
| | Dolori alle ascelle | | |
| | Dolori all'inguine | | |
| | Flusso mestruale abbondante (ipermenorrea) | | |
| | Flusso mestruale scarso (ipomenorrea) | | |
| | Mestruazioni molto lunghe | | |
| | Aumento dei disturbi durante il ciclo mestruale | | |

| | | | |
|---|---|---|---|
| | Aumento dei disturbi premestruali | | |
| | Aumento dei disturbi successivi alla mestruazione | | |
| | Disturbi alla prostata | | |
| | Riduzione di peso non intenzionale | | |
| | Grande stanchezza | | |
| | Accresciuto bisogno di dormire | | |
| | Stanchezza pur dopo un sonno sufficientemente lungo | | |
| | Mancanza di appetito | | |
| | Sensazione di calore | | |
| | Brividi | | |
| | Parti del corpo fredde (mani, piedi, naso) | | |

Risultato:
Contate quante volte avete risposto "sì". Se avete contrassegnato più di ottanta sintomi, è molto probabile che i vostri problemi di salute siano dovuti a una contaminazione da mercurio. Se avete risposto "sì" meno di quaranta volte, potete passare alla check list IV, altrimenti continuate con la III.

## Check list III: sintomi significativi che suggeriscono la presenza di una contaminazione da amalgama

Le otturazioni in amalgama potrebbero essere la causa dei vostri problemi di salute anche se avete selezionato dai quaranta agli ottanta sintomi della check list II e avete almeno cinque dei sintomi che seguono.

| 59 | Dolori o crampi mascellari | sì | no |
|---|---|---|---|
| | Forte stanchezza | sì | no |
| | Dolori alle mani e ai piedi | sì | no |
| | Sapore metallico in bocca | sì | no |
| | Battito forte e accelerato dopo sforzi minimi | sì | no |
| | Tremore alle mani | sì | no |
| | Debolezza muscolare | sì | no |
| | Suscettibilità esagerata di fronte alle critiche | sì | no |
| | Sensazione di malessere diffuso | sì | no |
| | Vertigini | sì | no |

## Check list IV: Valutazione personale

I problemi di salute dovuti all'amalgama possono manifestarsi in vario modo: si va da leggeri disturbi a quadri clinici gravi. Come valutate le vostre condizioni di salute?

| | | | |
|---|---|---|---|
| 60 | Non ho veri problemi di salute, ma temo che un giorno le otturazioni in amalgama possano darmi dei problemi | sì | no |
| 61 | La qualità della mia vita è compromessa (stanchezza, dolori) | sì | no |
| 62 | Ho problemi sociali (sono suscettibile, timoroso, nervoso, in soggezione di fronte agli altri) | sì | no |
| 63 | Non riesco più a lavorare normalmente (per esempio a causa di disturbi alla vista, all'udito o disturbi di sensibilità, scarsa coordinazione motoria, stanchezza) | sì | no |
| 64 | Non riesco più a far fronte da solo alle necessità quotidiane (pulire, cucinare, fare la spesa) | sì | no |

## Check list V: Squilibri ormonali

Il mercurio può provocare danni in particolare ai centri che controllano gli ormoni nel sistema nervoso centrale, portando a disfunzioni di vario tipo (vedi capitolo 20).

### Parte A: Squilibri ormonali, sintomi

Più spesso risponderete "sì", più è probabile che sia presente uno squilibrio ormonale. I questionari sui singoli ormoni vi daranno informazioni più precise.

| 65 | Sintomi fisici | sì | no |
|---|---|---|---|
| | Emicranie e cefalee | | |
| | Senso di vertigine | | |
| | Disturbi dell'equilibrio | | |
| | Acrofobia (paura quando ci si affaccia da un luogo elevato) | | |
| | Occhiaie | | |
| | Oscillopsia (sensazione che gli oggetti che fissate oscillino) | | |
| | Senso di pressione dietro gli occhi | | |
| | Sensibilità alla luce | | |
| | Rinorrea (naso che cola) | | |
| | Infiammazione dei seni paranasali | | |
| | Problemi di udito | | |
| | Acufeni | | |
| | Emorragie gengivali | | |
| | Infiammazioni alla gola | | |
| | Sensazione di avere un groppo alla gola | | |

| 65 | Sintomi fisici | sì | no |
|---|---|---|---|
| | Problemi di deglutizione | | |
| | Ingrossamento della tiroide | | |
| | Allergie | | |
| | Acne, brufoli, foruncoli | | |
| | Forte affanno | | |
| | Dispnea | | |
| | Tachicardia | | |
| | Aritmie | | |
| | Seni doloranti | | |
| | Seni ipersensibili | | |
| | Sensazione di tensione ai seni | | |
| | Nausea, conati di vomito (soprattutto di notte e al mattino) | | |
| | Pressione alta | | |
| | Pressione bassa | | |
| | Stipsi | | |
| | Diarrea | | |
| | Meteorismo | | |
| | Colon irritabile | | |
| | Intolleranza all'alcol | | |
| | Fame incontrollabile di cibi salati | | |
| | Fame incontrollabile di cibi dolci | | |
| | Fame incontrollabile di cioccolato | | |
| | Atonia della vescica | | |
| | Ipersensibilità del clitoride, delle labbra vaginali e della vagina nelle donne | | |
| | Rapporti sessuali dolorosi | | |

| 65 | Sintomi fisici | sì | no |
|---|---|---|---|
| | Fitte alla schiena | | |
| | Dolori agli arti | | |
| | Dolori alle articolazioni | | |
| | Crampi | | |
| | Contrazioni muscolari | | |
| | Edemi | | |
| | Grandi oscillazioni di peso | | |
| | Senso di intorpidimento alle estremità | | |
| | Tendenza alla formazione di ematomi | | |
| | Tremore alle mani | | |
| | Sudorazione profusa | | |
| | Vampate di calore | | |
| | Caduta di capelli | | |
| | Mascolinizzazione nelle donne, per esempio forte aumento della peluria sul viso e sul corpo | | |
| | Miomi (tumori del tessuto muscolare, maligni o benigni) | | |
| | Mestruazioni troppo abbondanti | | |
| | Amenorrea | | |
| | Tremore e difficoltà di concentrazione quando si ha fame (cattiva regolazione del tasso glicemico) | | |
| | Problemi alla prostata | | |
| | Noduli/cisti ai seni | | |
| | Mancanza di figli | | |
| | Aborti | | |
| | Predisposizione alle infezioni | | |
| | Endometriosi | | |
| | Disturbi alla cistifellea | | |

| 66 | Sintomi psichici | sì | no |
|---|---|---|---|
| | Crisi depressive | | |
| | Difficoltà di concentrazione | | |
| | Difficoltà di coordinazione | | |
| | Disturbi della capacità intellettiva e di comprensione | | |
| | Disturbi della memoria | | |
| | Indecisione | | |
| | Inquietudine | | |
| | Nervosismo | | |
| | Confusione | | |
| | Problemi di orientamento | | |
| | Crisi di pianto spasmodico senza motivo | | |
| | Estrema capricciosità | | |
| | Accessi d'ira | | |
| | Aggressività, tendenza alla violenza | | |
| | Gelosia | | |
| | Diffidenza patologica | | |
| | Disturbi del sonno | | |
| | Ansie, fobie | | |
| | Attacchi di panico | | |
| | Forte soggezione nei confronti degli altri | | |
| | Mancanza di libido (desiderio sessuale) | | |
| | Esaurimento cronico | | |
| | Mancanza di stimoli | | |

**Parte B: Squilibri ormonali, altri fattori**

Uno squilibrio ormonale può essere causato anche da altri fattori. Più elementi entrano in gioco, più forte sarà lo squilibrio.

| 67 | Altre cause di squilibrio ormonale, oltre alla contaminazione da mercurio e da metalli pesanti | sì | no |
|---|---|---|---|
| | Assunzione della pillola, di inibitori dell'ovulazione | | |
| | Assunzione di ormoni o fitormoni (sintetici o naturidentici) | | |
| | Altri farmaci: insulina | | |
| | Altri farmaci: cortisone | | |
| | Altri farmaci: ormoni tiroidei | | |
| | Altri farmaci: psicofarmaci | | |
| | Aborti spontanei | | |
| | Interruzioni della gravidanza | | |
| | Asportazione dell'utero | | |
| | Asportazione delle ovaie | | |
| | Asportazione dei testicoli | | |
| | Sterilizzazione | | |
| | Uso della spirale anticoncezionale | | |
| | Diete monocibo | | |
| | Alimentazione scorretta, non equilibrata | | |
| | Carenza di vitamine | | |
| | Carenza di minerali | | |
| | Carenza di microelementi | | |
| | Carenza di acidi grassi essenziali | | |
| | Carenza di enzimi | | |
| | Eccesso di iodio (per esempio per l'utilizzo di sale iodato) | | |

| 67 | Altre cause di squilibrio ormonale, oltre alla contaminazione da mercurio e da metalli pesanti | sì | no |
|---|---|---|---|
| | Consumo di sale arricchito di fluoro | | |
| | Stress costante | | |
| | Impegno eccessivo o troppo limitato sul piano fisico | | |
| | Impegno eccessivo o troppo limitato sul piano psichico | | |
| | Situazioni di permanente conflitto | | |
| | Iperacidità | | |
| | Infezioni croniche o frequenti | | |
| | Ipoglicemia cronica | | |
| | Intossicazioni dovute a inquinamento ambientale | | |
| | Lavoro a turni | | |
| | Abuso di droghe | | |
| | Abuso di alcol | | |
| | Stile di vita irregolare, squilibrato | | |
| | Uso di antibiotici | | |
| | Sonno insufficiente | | |

## Check list VI: Stabilire l'eventuale presenza di un deficit a livello ormonale

Attribuite un punteggio alla frequenza con cui si presentano i sintomi elencati.

Punteggio: Mai = 0 punti;
Raramente = 1 punto;
Qualche volta = 2 punti;
Molto spesso = 3 punti;
Quasi sempre = 4 punti.

Calcolate il punteggio per ogni ormone e alla fine fate la somma dei vari totali.

| Ormone: ADH | Punti |
|---|---|
| Sete notturna | |
| Minzione notturna frequente | |
| Forti emorragie in caso di ferite | |
| Disturbi di memoria | |
| Difficoltà di concentrazione | |
| Totale: | |

Risultato:
- da 0 a 5 punti: apparentemente non sussiste una carenza di ADH
- da 6 a 10 punti: possibile carenza di ADH
- 11 punti e oltre: sospetta carenza di ADH

| Ormone: ACTH | Punti |
|---|---|
| Caduta di capelli che produce chiazze circolari | |
| Aspetto molto pallido | |
| Difficoltà ad abbronzarsi nonostante l'esposizione al sole | |
| Disturbi di memoria | |
| Scarsa capacità di tollerare lo stress | |
| Pressione bassa | |
| Calo ponderale | |
| Totale: | |

Risultato:

- da 0 a 7 punti: apparentemente non sussiste una carenza di ACTH
- da 8 a 16 punti: possibile carenza di ACTH
- 17 punti e oltre: sospetta carenza di ACTH

| Ormone: aldosterone | Punti |
|---|---|
| Minzione frequente | |
| Fame incontrollabile di cibi dolci | |
| Pressione bassa | |
| Vertigini quando ci si alza al mattino | |
| Sensazione di benessere solo in posizione distesa | |
| Totale: | |

Risultato:

- da 0 a 5 punti: apparentemente non sussiste una carenza di aldosterone
- da 6 a 10 punti: possibile carenza di aldosterone
- 11 punti e oltre: sospetta carenza di aldosterone

| Ormone: calcitonina | Punti |
|---|---|
| Frequente mal di schiena | |
| Fratture del corpo vertebrale | |
| Alta sensibilità al dolore | |
| Frequenti rigurgiti acidi | |
| Ipotiroidismo, gozzo | |
| Totale: | |

Risultato:

- da 0 a 5 punti: apparentemente non sussiste una carenza di calcitonina
- da 6 a 10 punti: possibile carenza di calcitonina
- 11 punti e oltre: sospetta carenza di calcitonina

| Ormone: cortisolo | Punti |
|---|---|
| Viso scarno | |
| Eczemi, psoriasi, orticaria, allergie | |
| Tachicardia | |
| Pressione bassa | |
| Senso di stanchezza, come quando si ha l'influenza | |
| Stanchezza associata a fame irresistibile di cibi dolci o salati | |
| Sensazione di stress permanente | |
| Problemi digestivi | |
| Raffreddore da fieno, asma | |
| Totale: | |

Risultato:

- da 0 a 10 punti: apparentemente non sussiste una carenza di cortisolo
- da 11 a 20 punti: possibile carenza di cortisolo
- 21 punti e oltre: sospetta carenza di cortisolo

| Ormone: DHEA | Punti |
|---|---|
| Capelli secchi e opachi | |
| Pelle e occhi secchi | |
| Muscolatura rilassata | |
| Aumento della circonferenza addominale | |
| Scarsi peli ascellari (0 = quantità normale, 4 = assenza di peli) | |
| Scarsi peli pubici (0 = quantità normale, 4 = assenza di peli) | |
| Tessuto adiposo scarso nella zona pubica | |
| Assenza di odore corporeo specifico (maschile o femminile) | |
| Sensibilità ai rumori | |
| Mancanza di libido (desiderio sessuale) | |
| Totale: | |

Risultato:

- da 0 a 10 punti: apparentemente non sussiste una carenza di ormoni tiroidei
- da 11 a 20 punti: possibile carenza di ormoni tiroidei
- 21 punti e oltre: sospetta carenza di ormoni tiroidei

| Ormone: estradiolo | Punti |
|---|---|
| Caduta di capelli che interessa la parte alta della testa | |
| Formazione di rughe sul labbro superiore | |
| Seni cadenti | |
| Peluria abbondante sul viso | |
| Occhi secchi e irritati | |
| Vampate di calore | |
| Stanchezza permanente | |
| Fasi depressive | |
| Flusso mestruale troppo scarso (4 = amenorrea) | |
| Ciclo irregolare, troppo corto (< 27 giorni) o troppo lungo (> 31 giorni) | |
| Donne in menopausa: assenza di libido (desiderio sessuale) | |
| Totale: | |

Risultato:

- da 0 a 10 punti: apparentemente non sussiste una carenza di estradiolo
- da 11 a 20 punti: possibile carenza di estradiolo
- 21 punti e oltre: sospetta carenza di estradiolo

| Ormone: insulina | Punti |
|---|---|
| Fame incontrollabile di zucchero e dolciumi | |
| Sete continua | |
| Minzione frequente e abbondante | |
| Cattiva cicatrizzazione delle ferite | |
| Aumento della circonferenza addominale mantenendo gambe sottili | |
| Totale: | |

Risultato:
- da 0 a 5 punti: apparentemente non sussiste una carenza di insulina
- da 6 a 10 punti: possibile carenza di insulina
- 11 punti e oltre: sospetta carenza di insulina

| Ormone: pregnenolone | Punti |
|---|---|
| Vuoti di memoria | |
| Dolori articolari | |
| Stanchezza improvvisa, incapacità di tollerare lo stress | |
| Scarsi peli ascellari e pubici | |
| Muscoli rilassati | |
| Minzione frequente e abbondante di giorno (urine chiare) | |
| Pressione bassa | |
| Fame incontrollabile di cibi salati | |
| Totale: | |

Risultato:
- da 0 a 5 punti: apparentemente non sussiste una carenza di pregnenolone
- da 6 a 10 punti: possibile carenza di pregnenolone
- 11 punti e oltre: sospetta carenza di pregnenolone

| Ormone: melatonina | Punti |
|---|---|
| Aspetto esteriore che induce ad attribuire alla persona un'età più avanzata rispetto a quella effettiva | |
| Problemi a prendere sonno la sera | |
| Frequenti risvegli notturni | |
| Problemi a riaddormentarsi | |
| Tendenza a rimuginare mentre si aspetta di prendere sonno | |
| Piedi bollenti di notte | |
| Sonno non ristoratore, risveglio mattutino con la sensazione di non aver riposato | |
| Andare a letto tardi e svegliarsi tardi | |
| Problemi con il fuso orario in caso di viaggi (jet lag) | |
| Fumo/consumo di caffè/uso di betabloccanti o sonniferi | |
| Totale: | |

Risultato:

- da 0 a 10 punti: apparentemente non sussiste una carenza di melatonina
- da 11 a 20 punti: possibile carenza di melatonina
- 21 punti e oltre: sospetta carenza di melatonina

| Ormone: progesterone | Punti |
|---|---|
| Seni troppo grossi | |
| Inquietudine e nervosismo | |
| Tendenza ad avere molte paure | |
| Sonno leggero e inquieto | |
| Dolori al seno nella fase premestruale | |
| Ventre gonfio nella fase premestruale | |
| Irritabilità e aggressività (nella fase premestruale) | |
| Perdita di controllo, accessi d'ira | |
| Flusso mestruale abbondante | |
| Mestruazioni dolorose | |
| Totale: | |

Risultato:

- da 0 a 10 punti: apparentemente non sussiste una carenza di progesterone
- da 11 a 20 punti: possibile carenza di progesterone
- 21 punti e oltre: sospetta carenza di progesterone

| Ormone: testosterone | Punti |
|---|---|
| Viso molto rugoso, muscoli facciali rilassati (uomini e donne) | |
| Scarsa tonicità muscolare (uomini e donne) | |
| Accumulo di grasso nella parte centrale del corpo (uomini e donne) | |
| Stanchezza perenne (uomini e donne) | |
| Calo della libido (uomini e donne) | |
| | |
| Accumulo di grasso a livello del torace (solo uomini) | |
| Irresolutezza (solo uomini) | |
| Problemi di impotenza (solo uomini) | |
| Vampate di calore/sudorazione profusa (solo uomini) | |
| Recupero molto lento dopo uno sforzo fisico (solo uomini) | |
| Totale: | |

Risultato per le donne (solo per le prime cinque domande):
- da 0 a 5 punti: apparentemente non sussiste una carenza di testosterone
- da 6 a 9 punti: possibile carenza di testosterone
- 10 punti e oltre: sospetta carenza di testosterone

Risultato per gli uomini (tutte le domande):
- da 0 a 10 punti: apparentemente non sussiste una carenza di testosterone
- da 11 a 20 punti: possibile carenza di testosterone
- 21 punti e oltre: sospetta carenza di testosterone

# 23 Link

Qui sotto trovate qualche link per continuare le ricerche sull'amalgama e sulle contaminazioni da metalli pesanti.

- http://it.wikipedia.org/wiki/Amalgama_dentale
- http://www.mednat.org/amalgami/amalgami_base.htm
- http://www.report.rai.it/dl/Report/puntata/ContentItem-e6d4edc8-6136-41e9-94df-5dbc067ce0e5.html
- http://www.dentisti-italia.it/dentista/conservativa/629_le-otturazioni-in-amalgama-sono-pericolose.html
- http://www.aiob.it/

E per chi parla il tedesco, ecco il mio sito:

- www.heilpraktiker-peter-kern.de

Se invece volete restare aggiornati sulle decisioni più importanti dell'Unione Europea in merito al mercurio (vedi p. 33), potete consultare questo sito:

- http://www.europarl.europa.eu/

  Inserite la chiave di ricerca: "amalgama".

# 24 Per concludere

Se le vostre esperienze e condizioni di salute, oltre che i risultati delle check list, vi portano a sospettare la presenza di un'intossicazione, vi suggerisco di rivolgervi a un esperto per una consulenza in merito alla rimozione protetta delle otturazioni in amalgama e alla disintossicazione dai metalli pesanti.

Naturalmente potete far rimuovere le otturazioni in maniera sicura anche se non avete sintomi, per evitare di tenere in bocca materiale tossico e per scongiurare il rischio di ammalarvi in futuro. È una scelta di prevenzione che molte persone consapevoli e attente alla propria salute hanno già compiuto.

Care lettrici, cari lettori, se vi fa piacere raccontatemi le vostre esperienze, opinioni e impressioni sul libro. Per quanto possibile, sarò felice di chiarire i vostri dubbi e cercherò di rispondere a ogni domanda, ma portate pazienza se non sarò rapidissimo. Naturalmente non posso formulare diagnosi o fornire consulenze via email.

Scrivetemi a questo indirizzo:

praxis@heilpraktiker-peter-kern.de

# Ringraziamenti

Vorrei ringraziare in special modo il dottor Hartmut Sauer, medico dentista a Sigmaringen-Laiz, che mi ha fornito il materiale fotografico e mi ha messo a disposizione i questionari per l'auto-test.

Un grazie particolare al caro amico Ulrich Harm di Francoforte, dottore di ricerca in chimica e scienze naturali, per le importantissime indicazioni in merito ai composti dei metalli pesanti. E poi allo stimato amico Martin Epple di Ehringen, dottore di ricerca in scienze farmaceutiche e naturali, laureato in chimica, per il suo appoggio incondizionato e i suoi suggerimenti.

# Bibliografia di approfondimento


Aschner, Bernhard, *Lehrbuch der Konstitutionstherapie* [Manuale di terapia costituzionale], Stuttgart, Hippokrates Verlag, 2000

Batmanghelidj, Fereydoon, *Il tuo corpo implora acqua: un rivoluzionario metodo naturale per ristabilire la salute e prevenire la malattia*, Cesena, Macro, 2004 (traduzione di Tania Centrone Pol)

Bischof, Marco, *Biophotonen* [Biofotoni], Frankfurt am Main, Zweitausendeins, 2005

Blech, Jörg, *Gli inventori delle malattie: come ci hanno convinti di essere malati*, Torino, Lindau, 2006 (traduzione di E. Bacchetta)

Brandmayer, Elke e Köhler, Bodo, *Licht schenkt Leben* [La luce dona vita], Ritterhude, Fit-fürs-Leben-Verlag, 2001

Buchner, Elisabeth, *Wenn Körper und Gefühle Achterbahn spielen* [Il corpo e i sentimenti sulle montagne russe], Kleinsendelbach, Familien Verlag Buchner, 2007

Campana, Mario, *Heilung durch Licht und Farben* [Guarire con la luce e i colori], Lensahn, MediColor-Verlag, 2000

Clark, Hulda Regehr, *La cura di tutte le malattie. Con tante testimonianze di guarigioni da: diabete, pressione alta, mal di testa, sclerosi multipla, affaticamento cronico, morbo di Alzheimer e di Parkinson e molti altri disturbi che possono essere riconosciuti e curati facilmente*, Cesena, Macro, 2000 (traduzione di Francesca Sampaoli)

Classen, Meinhard *et al.*, *Differentialdiagnose* [Diagnosi differenziale], München, Elsevier, Urban & Fischer, 2009

Coleman, Vernon, *Come impedire al vostro medico di nuocervi: guida del paziente consapevole*, Cesena, Macro, 2007 (traduzione di Emilia Mancini)

Daunderer, Max, *Amalgam* [L'amalgama], Landsberg/Lech, ecomed Verlag, 2000

Daunderer, Max, *Atlas der Giftherde. Röntgen und Kernspintomographie* [Atlante dei focolai di infezioni. Raggi X e tomografia a risonanza magnetica], Landsberg/Lech, ecomed Verlag, 1998

Daunderer, Max, *Gifte im Alltag* [I veleni di tutti i giorni], München, C.H. Beck, 2011

Dinshah, Darius, *Let There Be Light* [E luce sia], Dinshah Health Society, 2013

Ebert, Jenö, *Gefahr Arzt! Trotz Behandlung gesund werden und auch bleiben* [Attenti al dottore! Come guarire e restare sani nonostante le cure mediche], Kirchzarten, VAK, 2005

Ebrn, Ernst, *Gift im Mund* [Veleno in bocca], Wessobrunn, Medizin-und-Neues-Bewusstsein-Verlags, 1985

Gerok, Wolfgang *et al.*, *Die Innere Medizin* [Medicina interna], Stuttgart, Schattauer, 2007

Graulich, Michael e Margaretha, *Fast alles ist möglich* [Si può fare quasi tutto], Ottobeuren, Margarethen-Verlag, 1999

Graulich, Michael, *Wunder dauern etwas länger* [I miracoli durano un po' di più], Ottobeuren, Margarethen-Verlag, 2002

Hackl, Monnica, *Farben-Cromotherapie nach Dinshah* [La cromoterapia secondo Dinshah], Stuttgart, Sonntag, 2003

Hahnemann, Samuel F. C., *Omœopatia. Organon dell'arte del guarire*, dalla sesta edizione tedesca tradotta in francese dal Dott. Pierre Schmidt con glossario e note dello stesso, Milano, EDIUM, 1975 (traduzione dal francese di Andrea Sabbadini e Mario Garlasco)

Hanzl, Günther, *Das neue medizinische Paradigma* [Il nuovo paradigma della medicina], Heidelberg, Haug, 1995

Hennecke, Jürgen, *Allergie und Schwingung: Neue Hoffnung für Allergiker? Erfahrungen mit der Bioresonanz-Therapie* [Allegie e vibrazioni: una nuova speranza per gli allergici? Esperienze con la biorisonanza], Stolberg, Astro-Spiegel Verlag, 2002

Hertoghe, Thierry e Nabet, Jules-Jacques, *Comment rester jeunes plus longtemps* [Come rimanere giovani a lungo], Parigi, Editions Albin Michel, 2000

Hobday, Richard, *Guarire con il sole: i benefici della luce solare per la nostra salute*, Diegaro di Cesena, Macro, 2008 (traduzione di Giuseppe Chia)

Liberman, Jakob, *Light, Medicine of the Future* [La luce, medicina del futuro], Santa Fe, N.M., Bear, 1991

McTaggart, Lynne, *Ciò che i dottori non dicono: la verita sui pericoli della medicina moderna*, Diegaro di Cesena, Macro, 2000 (traduzione Francesca Sanpaoli)

Meyer-Wegener, Jens, *Grapefruitkernextrakt* [Estratto di semi di pompelmo], München, Mosaik, 2000

Mieg, Rosemarie, *Krankheitsherd Zähne* [I denti come focolai di infezione], Stuttgart, MVS Medizinverlage Stuttgart, 2010

Mutter, Joachim, *Amalgam. Risiko für die Menschheit* [Amalgama. Un pericolo per l'umanità], Weil der Stadt, Fit-fürs-Leben-Verlag, 2002

Netter, Frank H., *Atlante di anatomia umana*, Origgio, Ciba Edizioni, 1991 (traduzione di Giuliana Mosna)

Nieper, Hans, *Revolution in Medizin und Gesundheit* [Una rivoluzione nella medicina e nella salute], Oldenburg, MIT-Verlag, 1985

Niestroj, Irmgard, *Praxis der orthomolekularen Medizin* [La medicina ortomolecolare], Stuttgart, Hippokrates, 2000

Popp, Fritz-Albert, *Nuovi orizzonti in medicina: la teoria dei biofotoni*, Palermo, IPSA, 1985 (traduzione di Giuseppe Del Grosso)

Popp, Fritz-Albert, *Die Botschaft der Nahrung* [Il messaggio degli alimenti], Frankfurt, Zweitausendeins, 2000

Reckeweg, Hans-Heinrich, *Omotossicologia. Prospettiva per una sintesi della medicina*, Milano, Guna, 1988

Roth, Lutz e Daunderer, Max, *Erste Hilfe bei Chemikalienunfällen* [Primo soccorso in caso di incidenti con sostanze chimiche], Heidelberg/München/Landsberg/Frechen/Hamburg, ecomed Sicherheit, 2012

Rushton, Anna e Bond, Shirley A., *Natural Progesterone* [Progesterone naturale], London, Thorsons, 2003

Schumacher, Peter, *Allergien gegen Tiere sind heilbar* [Si può guarire dalle allergie agli animali], Stuttgart, Sonntag, 1996

Schumacher, Peter, *Biophysikalische Therapie der Allergien* [Terapia biopfisica delle allergie], Stuttgart, Sonntag, 2004

Sharamon, Shalila e Baginski, Bodo J., *Le virtù terapeutiche dei semi di pompelmo*, Milano, Tecniche nuove, 2012 (a cura di Rossi E.)

Thews, Gerhard *et al.*, *Anatomie, Physiologie, Pathophysiologie des Menschen* [Anatomia, fisiologia, patofisiologia umana], Stuttgart, Wissenschaftliche Verlagsgesellschaft, 2007

Volz, Ulrich, *Zähne gut – alles gut* [Denti ok – tutto ok], Stuttgart, Haug, 2004

Will, Reinhold D., *Bioresonanztherapie* [Terapia della biorisonanza], Zürich, Oesch, 2004

Worlitschek, Michael, *Säure-Basen-Haushalt* [Equilibrio acido-base], Stuttgart, Trias, 2011

# Nota sull'autore

Peter Kern è naturopata e lavora a Riedlingen an der Donau, nel Sudovest della Germania. Si è specializzato nella cura delle intossicazioni da metalli pesanti dopo un'esperienza che lo ha toccato personalmente: quando la moglie si ammalò, le furono proposte diagnosi di ogni tipo e terapie che, però, non riuscivano a risolvere i suoi problemi. I medici, infatti, non si resero conto che i disturbi erano provocati da un'intossicazione dovuta al mercurio rilasciato dalle otturazioni in amalgama. Oggi Peter Kern sfrutta la gran mole di conoscenze acquisite in quel periodo per aiutare con successo molti pazienti contaminati o intossicati dall'amalgama.

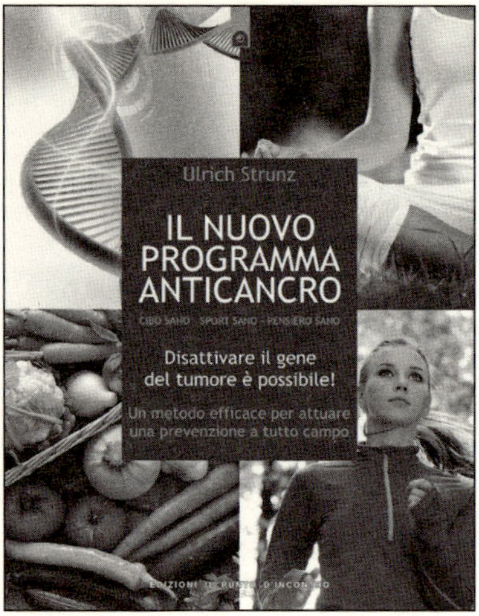
Ulrich Strunz
IL NUOVO PROGRAMMA ANTICANCRO
CIBO SANO · SPORT SANO · PENSIERO SANO
Disattivare il gene del tumore è possibile!
Un metodo efficace per attuare una prevenzione a tutto campo

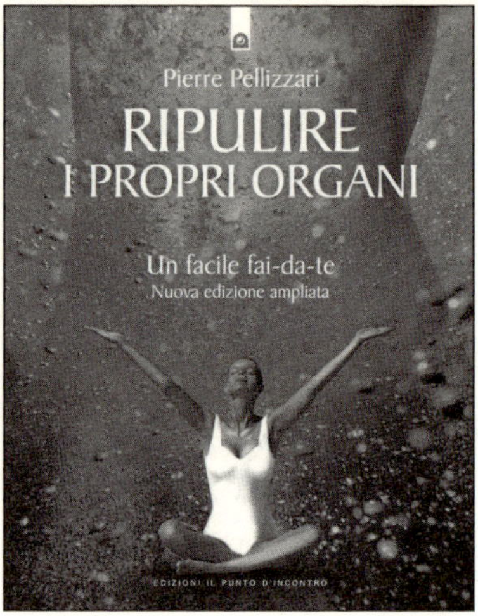
Pierre Pellizzari
RIPULIRE I PROPRI ORGANI
Un facile fai-da-te
Nuova edizione ampliata
EDIZIONI IL PUNTO D'INCONTRO

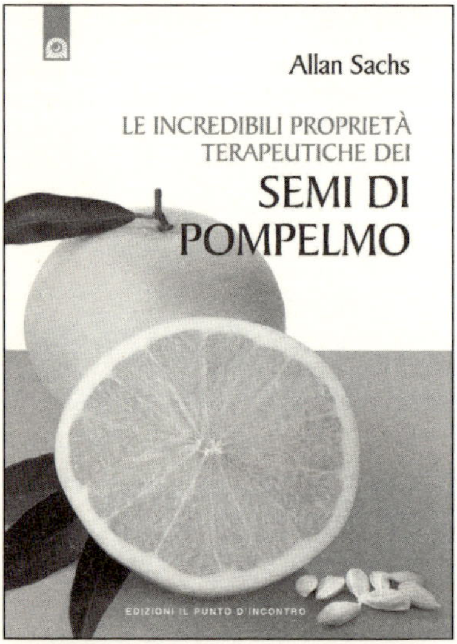
Allan Sachs
LE INCREDIBILI PROPRIETÀ TERAPEUTICHE DEI
SEMI DI POMPELMO
EDIZIONI IL PUNTO D'INCONTRO

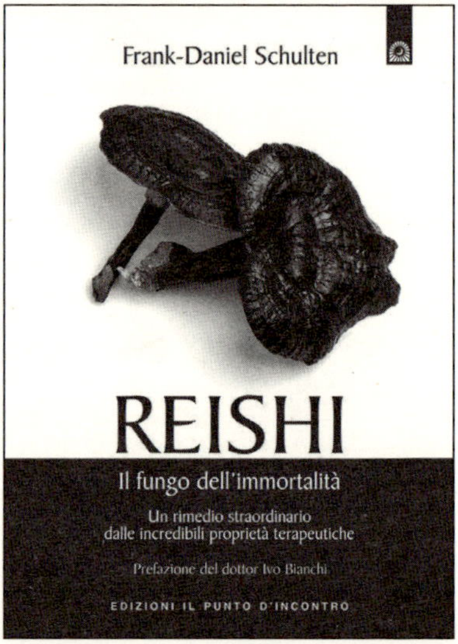
Frank-Daniel Schulten
REISHI
Il fungo dell'immortalità
Un rimedio straordinario dalle incredibili proprietà terapeutiche
Prefazione del dottor Ivo Bianchi
EDIZIONI IL PUNTO D'INCONTRO

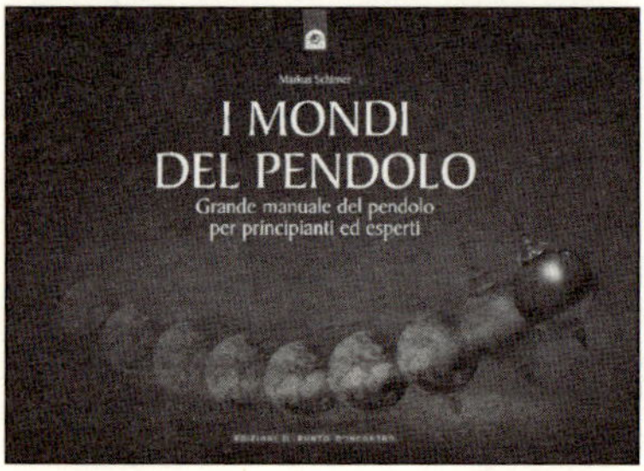
I MONDI DEL PENDOLO
Grande manuale del pendolo per principianti ed esperti

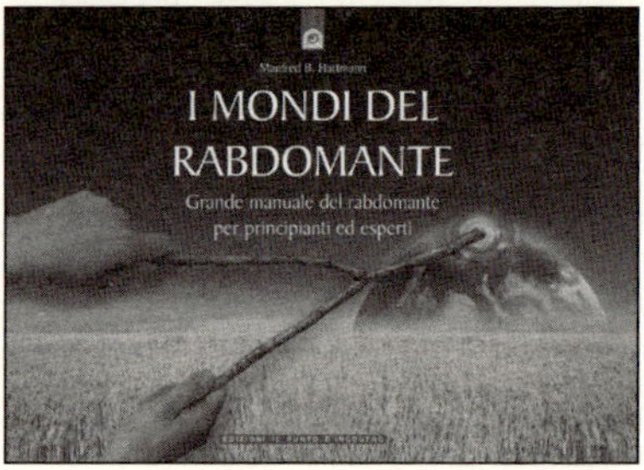
I MONDI DEL RABDOMANTE
Grande manuale del rabdomante per principianti ed esperti